AF502879

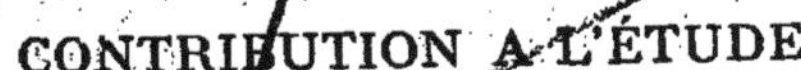

CONTRIBUTION A L'ÉTUDE

DE LA

SITIOPHOBIE CHEZ LES ALIÉNÉS

ET DE SON TRAITEMENT

PAR LE LAVAGE DE L'ESTOMAC

PAR

François RASPAIL
Docteur en médecine de la Faculté de Paris.

PARIS
A. PARENT, IMPRIMEUR DE LA FACULTÉ DE MÉDECINE
A. DAVY, Successeur
52, RUE MADAME ET RUE CORNEILLE, 3.

1886

Souvenir tout affectueux

11 rue [illegible] Dr François Raspail

CONTRIBUTION A L'ÉTUDE

DE LA

SITIOPHOBIE CHEZ LES ALIÉNÉS

ET DE SON TRAITEMENT

PAR LE LAVAGE DE L'ESTOMAC

PAR

François RASPAIL
Docteur en médecine de la Faculté de Paris.

PARIS
A. PARENT, IMPRIMEUR DE LA FACULTÉ DE MÉDECINE
A. DAVY, Successeur
52, RUE MADAME ET RUE CORNEILLE, 3.

1880

CONTRIBUTION A L'ÉTUDE

DE

LA SITIOPHOBIE

CHEZ LES ALIÉNÉS

ET DE SON TRAITEMENT PAR LE

LAVAGE DE L'ESTOMAC

AVANT-PROPOS

Plusieurs fois, dans le cours de ses intéressantes et savantes leçons, M. le professeur Ball avait attiré notre attention sur cette catégorie d'aliénés que l'on rencontre, de temps en temps, dans les asiles, chez lesquels on trouve une répulsion complète pour toute espèce d'aliments, et que l'usage a convenu d'appeler aliénés jeûneurs ou mieux sitiophobes.

De plus, nous connaissions les communications (devant la Société médico-psychologique) de notre excellent ami le Dr E. Régis, à propos du lavage de l'estomac dans la sitiophobie, et ses travaux sur le même sujet. Nous avions lu, avec beaucoup d'intérêt, l'intéressante observation du Dr Mabit sur un cas de sitiophobie grave guérie par le même procédé ; c'est ce qui nous a donné l'idée de voir et d'étudier de près les sitiophobes et d'essayer ce nouveau moyen thérapeutique.

Nous avons pensé qu'il y avait lieu de revenir à nouveau sur cette question, peu étudiée jusqu'ici, et qui présente un intérêt réel ; il fallait, en effet, non seulement préciser les indications qu'elle comportait, mais encore montrer quels étaient les moyens pratiques dont on pouvait disposer pour faire le lavage chez les aliénés.

C'est dans ce but que, depuis près d'une année, nous avons fait une série d'expériences ; ce n'est qu'après de nombreux tâtonnements que nous avons vu nos efforts couronnés, sinon d'un plein succès au point de vue du manuel opératoire, tout au moins d'un succès largement suffisant, pour justifier notre travail. Aussi, confiant dans la sincérité de nos efforts, nous nous permettons d'offrir à nos juges ce modeste travail, qui, nous l'espérons, sera favorablement accueilli.

Avant d'aborder l'étude du traitement de la sitiophobie chez les aliénés, il était, avons-nous cru, absolument indispensable de donner un court aperçu historique des divers moyens de traitement préconisés et usités jusqu'ici pour combattre la sitiophobie. C'est ce qui fera l'objet de notre premier chapitre.

Ensuite, dans le deuxième chapitre, nous étudierons l'étiologie et la symptomatologie de cet état morbide.

Dans un troisième chapitre, nous indiquerons, avec

autant de précision qu'il nous sera possible, les indications du traitement de cette manifestation clinique par le lavage de l'estomac. Nous décrirons le manuel opératoire spécial auquel nous avons eu recours pour opérer ce lavage, les liquides à employer, et, enfin, nous terminerons par l'exposé des observations qui viennent à l'appui de la théorie que nous défendons.

Qu'il nous soit permis, dès maintenant, d'offrir à cet illustre neurologiste qui est aujourd'hui la gloire de l'École française, notre excellent et éminent maître, M. le professeur Ball, l'hommage respectueux de nos remerciements les plus sincères et de notre plus profonde gratitude, tant pour les excellents conseils, qu'il nous a toujours si libéralement prodigués, que pour le grand honneur qu'il nous fait en acceptant de présider notre thèse.

Nous adressons tous nos remerciements à nos excellents amis MM. les Drs H. Gilson, chef de clinique de la Faculté, médecin de Sainte-Anne, et E. Doyen, interne de la Clinique, pour le concours précieux qu'ils nous ont prêté pendant le cours de nos travaux, et pour l'obligeance avec laquelle ils ont mis à notre disposition leur connaissance approfondie des langues allemande et italienne.

CHAPITRE PREMIER

APERÇU HISTORIQUE DES PRINCIPAUX PROCÉDÉS DE TRAITEMENT DE LA SITIOPHOBIE.

Les anciens médecins aliénistes étaient d'une ignorance profonde, aussi bien en ce qui concernait les procédés d'alimentation, qu'en ce qui avait trait aux maladies mentales en général. Ne se doutant pas qu'on dût traiter avec égards et douceur les individus privés de raison, ils avaient pour ces malheureux une thérapeutique barbare et cruelle.

Ils engagaient le sitiophobe à manger, et, si celui-ci persistait dans son refus, ils mettaient en jeu tous les moyens de contrainte (1) si en honneur à cette époque, tels que : les cages d'osier, les fauteuils de coercition, la roue mobile, le chevalet, etc., afin d'effrayer le patient et de vaincre sa résistance. Si, malgré cela, il persistait encore dans son refus des aliments, on employait la violence pour le nourrir ; c'est ainsi qu'on lui entr'ouvrait brutalement les mâchoires à l'aide d'une spatule, d'une clef ou d'un instrument résistant quelconque, au risque de lui briser une ou plusieurs

(1) M. le Dr Bellangé, chef du Laboratoire de la clinique des maladies mentales, a fait cette année, au mois de juillet, une leçon des plus instructives sur les moyens de contrainte. Cette leçon était un modèle d'exposition.

dents, et de lui blesser la langue ; puis, malgré ses cris, on lui versait dans le pharynx, avec une corne, un grossier biberon, ou une sonde en métal, des aliments liquides. Le malade criait, étouffait, rejetait ce qu'on lui avait introduit, et qui, souvent, avait pénétré dans le larynx ; alors, on l'abandonnait et on le mettait dans sa cellule. Là, effrayé qu'il était par ces procédés barbares, et, souffrant des blessures reçues, il persistait, avec plus de force que jamais, dans son refus de toute espèce d'aliments, et arrivait, progressivement, aux derniers échelons de la déchéance corporelle et psychique. Dès lors, on ne s'occupait plus de lui, on le laissait mourir de faim.

Tels étaient, vers le milieu du dernier siècle, les procédés en usage contre la sitiophobie.

Il est vrai que Cullen (1), mort en 1792, avait déjà apporté quelques modifications heureuses dans la thérapeutique et dans la situation des aliénés ; il proposait de les traiter plus humainement ; mais, néanmoins, les chaînes, les cachots, les cabanons étaient toujours fort usités.

Mais, bientôt, une réaction véritablement humaine et médicale se produit ; un homme, dont le nom doit être impérissable et rester gravé dans l'esprit de tous ceux qui s'occupent de médecine mentale, Ph. Pinel, arrive ; il prend d'abord le service des aliénés hommes, à Bicêtre, en 1792, puis ensuite vient à la Salpêtrière, où

(1) Voyez : Professeur Ball, Leçons sur les maladies mentales, 1883, et E. Régis, Manuel des maladies mentales, 1885.

étaient placées les folles. Le but de ce grand homme fut essentiellement humanitaire ; il montra, il fit comprendre qu'il fallait avoir des égards pour les aliénés ; il donna les premières idées de l'hospitalisation ; il fit tomber les chaînes, il supprima les cabanons. Dans ses réformes, il fut secondé par un homme modeste, dont le rôle fut grand aussi quoique effacé, Pussin, son surveillant à la Salpêtrière.

A partir de cette époque, les sitiophobes sont traités moins durement ; on les plaint, on s'occupe d'eux, on réprouve les procédés barbares jusqu'alors employés.

Quoi qu'en dise Marcé (1), qui, dans son Traité des maladies mentales, attribue à Pinel, la priorité dans l'emploi de la sonde œsophagienne, et dit que Pinel « s'en servit avec avantage dans un cas où tous les autres moyens avaient échoué (2) », nous croyons, avec M. Blanche, que c'est Esquirol, le premier, qui a eu l'idée de se servir d'une sonde pour nourrir les aliénés. En effet, si nous consultons l'ouvrage d'Esquirol, nous y trouvons ce passage (3) : « L'usage d'une sonde de gomme élastique, introduite par les narines dans l'œsophage, pour ingérer les liquides nutritifs dans l'estomac, réussit ordinairement, si l'on a recours à ce moyen avant que l'abstinence ait déterminé l'inflammation de l'estomac et des intestins. »

Plus loin, il ajoute : « *Le premier*, j'ai fait usage de

(1) Marcé. In Traité des maladies mentales, p. 201.
(2) Marcé. Loc. cit., p. 201.
(3) Esquirol. In Maladies mentales, 1838, p. 662.

la sonde dans cette circonstance ». Il recommande ensuite de ne pas se servir d'une sonde trop grosse ; il parle, avec éloges, de la sonde à double mandrin, que M. Baillarger, alors élève interne à Charenton, venait d'inventer. Enfin, il insiste sur les accidents que peut provoquer la sonde, même employée par une main exercée et habile ; il ajoute que, cependant, ces accidents sont rares, car lui-même n'a observé qu'un seul cas malheureux.

De son côté, Leuret (1) dit : que le cathétérisme de l'œsophage est extrêmement dangereux chez les malades obstinés et opposant de la résistance. D'après lui, « avec la sonde, on a percé l'œsophage, on a traversé le larynx, une bronche, le tissu pulmonaire, et, par l'injection d'un aliment, on a causé la mort du malade. »

Aussi, pour éviter ces accidents, il imagina une sonde en boyaux décortiqués et tannés, que l'on introduisait par une narine, à l'aide d'un mandrin et qu'on pouvait laisser à demeure, aussi longtemps que le malade refusait les aliments ; mais, cette sonde présentait de nombreux inconvénients : d'abord, elle exigeait que le malade restât étendu sur un lit, les membres attachés ; ensuite, elle produisait une violente irritation sur la muqueuse des parties du tube digestif, avec lesquelles elle était en contact. Il en résultait des adhérences qui rendaient son extraction difficile et même dangereuse. Cet instrument, d'ailleurs, n'a pas tardé à être complètement délaissé.

(1) Leuret. In Gazette médicale, 1845.

Mais il n'en est pas de même de la sonde à double mandrin, que M. Baillarger imagina en 1832, et qui fit l'objet d'un mémoire spécial ; après l'avoir fait remanier plusieurs fois, il finit en dernier lieu par s'arrêter au modèle suivant, en 1847.

Voici la description qu'il en donne lui-même (1) :

« Cette sonde, longue de 40 centimètres, diffère des sondes œsophagiennes ordinaires par son volume beaucoup moindre et par son extrême flexibilité. On peut lui faire des parois aussi minces que possible. L'instrument est terminé par un pavillon, au-dessous duquel une virole métallique soutient une sorte de petite pince qui s'ouvre et se ferme à l'aide d'une vis. A 8 centimètres du pavillon, il y a un petit cercle blanc. L'œil inférieur est à 2 centimètres du bout de la sonde, qui est aussi arrondi que possible ; l'œil supérieur est un peu plus haut ; un second cercle blanc est pratiqué à 13 centimètres de l'extrémité.

« Cette sonde est armée de deux mandrins : — un mandrin en fer, très petit et très flexible, terminé par un anneau à son extrémité externe, et un peu plus long que la sonde ; — un mandrin en baleine, plus long aussi que la sonde, mais recourbé à son extrémité externe ; quand ce mandrin est introduit, on engage la branche recourbée dans la petite pince du pavillon, et on l'y maintient fixée. »

(1) Baillarger. In Recherches sur l'anatomie, la physiologie et la pathologie du système nerveux. Paris, 1847, p. 345.

On introduit la sonde munie de ses deux mandrins; grâce au mandrin en fer, on lui donne la courbure désirée; quand on est arrivé dans l'arrière-cavité des fosses nasales, on retire le mandrin en fer; alors, le mandrin en baleine se redressant, fait relever l'extrémité de la sonde en arrière, de telle façon qu'elle descend dans l'œsophage, en suivant la paroi postérieure du pharynx, évitant ainsi de s'engager dans le larynx et la trachée. Lorsqu'elle est complètement introduite dans l'estomac, il suffit, alors, de retirer le mandrin en baleine pour procéder au gavage.

Cette sonde est employée dans quelques services, mais elle tend beaucoup à être abandonnée. A la Clinique de l'asile Sainte-Anne, nous avons voulu nous rendre compte, par nous-même, des avantages ou des inconvénients qu'elle présentait. Nous avons constaté tout d'abord que, en réalité, la première partie de l'opération est certainement facilitée, étant donné que, grâce au mandrin en métal, on peut toujours donner à la sonde une courbure telle, qu'elle passe facilement des fosses nasales dans l'arrière-cavité de celles-ci; mais, où elle présente un réel inconvénient, c'est quand il s'agit de retirer le mandrin en métal; car, celui-ci, au moment où on cherche à l'enlever, vient presser sur la paroi antérieure de l'extrémité recourbée de la sonde, tendant ainsi à ramener celle-ci au-dessus de l'orifice laryngien; or, il se produit souvent, par ce seul fait, des mouvements de régurgitation qui, à mesure que le mandrin en métal se retire, contribuent à repousser la sonde vers la base de la langue; de telle sorte que, ainsi que nous l'avons souvent observé, quand on croit ensuite pénétrer dans l'œsophage, on voit le bec de la sonde ressortir par la bouche.

La sonde que M. Blanche présenta, en 1848, dans sa thèse inaugurale sur le Cathétérisme œsophagien, était une sonde à mandrin articulé. M. Blanche l'a décrite ainsi (1) :

« Le mandrin est en maillechort ; sa longueur totale est de 44 centimètres et son diamètre de 4 millimètres. Les anneaux articulés, au nombre de trente et un, occupent les deux tiers de la longueur de l'instrument ; ils sont disposés de manière à jouer librement dans le sens de la flexion, tout en restant accolés les uns aux autres, et à reprendre, dans l'extension, toute la rigidité d'une tige mal articulée ; le tiers supérieur de l'instrument est constitué par un tube, auquel est attaché le premier anneau de la chaîne articulée ; ce tube est ouvert en haut. A 1 centimètre environ de l'extrémité supérieure, sur les côtés du tube, sont fixés deux anneaux ; au même niveau, se trouve un point de repère pour indiquer le sens de la flexion. Dans la cavité de l'instrument, est placé un ressort de montre soudé, en haut, à une tige rigide qui dépasse de 1 centimètre l'extrémité supérieure du tube, et qui est terminée par un anneau. Cette tige rigide est mobile, de haut en bas, dans le tube. »

La sonde de M. Blanche n'a pas eu non plus un

(1) Blanche. In thèse inaugurale, Faculté de Paris, 1848.

grand succès ; elle ne pouvait pas pénétrer dans certaines narines, surtout chez les femmes ; de plus, elle irritait les muqueuses par suite des frottements répétés qu'elle entraînait.

Successivement, ont été préconisés : la bouche d'argent de M. Billod, le biberon de M. Belhomme, le spéculum-laryngien de M. Labordette, le vase en d'étain de Koch.

En 1871, M. le Dr Farabeuf, dans sa thèse inaugurale (1), après avoir exposé, avec une grande précision, les dangers du cathétérisme de l'œsophage ; après avoir rappelé que la sonde peut être malencontreusement engagée dans le larynx, ajoute que « la sonde, pour se recourber sur le pharynx, ramone la paroi postérieure de cette cavité, l'ulcère à la longue, la perfore ; et, un beau jour, on injecte du bouillon dans le tissu cellulaire rétro-pharyngien. » (2)

Après avoir parlé de la sonde de Baillarger et de celle de Blanche, il recommande de ne pas se servir d'un mandrin à grande courbure, car, dit-il : « un mandrin, à grande courbure, gêne l'introduction de la sonde dans la narine, parce que le cornet inférieur n'est pas loin du plancher des fosses nasales (3). »

Quelques lignes plus loin, il dit s'être servi plusieurs fois, et il conseil de se servir, d'un mandrin de moyenne courbure, en baleine ou en fil de fer. Le der-

(1) Farabeuf. In thèse de Paris, 1871, annexes, p. 44, 45, 46.
(2) Farabeuf. Loc. cit., p. 45.
(3) Farabeuf. Loc. cit., p. 46.

nier centimètre de ce mandrin doit être coudé à angle droit, et arrondi comme une tringle de rideau. A l'autre bout, il doit y avoir un anneau. Plaçant ce mandrin dans une sonde d'un calibre ordinaire, courbée à 45°, et ayant l'étendue d'une sonde de femme, on peut alors pénétrer par une narine dans le pharynx.

« La main gauche tient le mandrin par l'anneau, et, par un mouvement de torsion qu'elle lui imprime, dirige son bec vers la paroi latérale du pharynx, homonyme de la narine traversée. La main droite pousse la sonde qui, par son élasticité, tend à se porter en arrière, et, par la torsion du mandrin, est éloignée de la ligne médiane, double raison pour qu'elle évite le larynx, et descende dans la gouttière latérale (1). » Alors, la sonde étant placée, on peut enlever le mandrin. On pourrait ainsi, d'après M. Farabeuf, toujours éviter les fausses routes.

En 1880, M. le Dr Régis (2), alors chef de clinique des maladies mentales, a proposé de se servir d'une sonde qu'il a nommée sonde d'épreuve. Cette sonde, en gomme, est longue de 60 centimètres; elle porte, vers le tiers supérieur, une ampoule en caoutchouc, qu'on peut gonfler à volonté, à l'aide d'un petit tube de même substance, situé en dehors de la sonde, dont il longe la paroi latérale. Lorsque la sonde est introduite, il suffirait, d'après M. Régis, de distendre l'am-

(1) Farabeuf. Loc. cit., p. 46.

(2) E. Régis. Quelques réflexions à propos de l'alimentation forcée. In Annales médico-psychologiques, janvier 1881.

poule à l'aide du petit tube ci-dessus décrit, pour s'assurer si la sonde est bien dans les voies digestives, car, dans le cas où elle serait engagée dans les voies respiratoires, l'ampoule, en se distendant, obstruerait celles-ci, et déterminerait des phénomènes d'asphyxie immédiats, qui ne tarderaient pas à avertir l'opérateur de la fausse route qu'il a faite.

Tout ingénieux que paraisse, en principe, cet appareil, nous avons acquis, par expérience, l'intime conviction que les renseignements fournis par lui sont loin d'être toujours exacts.

Il suffit, en effet, de savoir que la simple compression des nerfs récurrents peut provoquer des phénomènes d'asphyxie, aussi intenses que ceux produits par l'obtruction presque complète des voies respiratoires. Ce serait donc, à notre sens, une erreur profonde d'attribuer ces phénomènes à une fausse route dans tous les cas où ils se manifestent, et, en particulier, avec l'appareil de M. Régis ; nous avons pu constater, à plusieurs reprises, qu'ils se sont produits, quoique la sonde fût parfaitement bien dans l'œsophage ; nous en avions même la si ferme conviction, que nous n'avons pas hésité à injecter des aliments par le tube, sans qu'il en soit rien résulté de fâcheux.

M. le Dr Ritti (1) a publié l'observation d'un malade qu'il réussit à nourrir à l'aide du procédé suivant : après avoir introduit dans la bouche du sujet une cuillerée d'un

(1) Ritti. In Annales médico-psychologiques, novembre 1875, p. 476.

liquide nutritif, pour éviter que celui-ci ne fût rejeté, un infirmier s'empressait d'appliquer sa main sur l'orifice buccal; simultanément, l'opérateur faisait passer, à travers la région cervicale, un courant faradique.

Grâce à ce procédé, il provoquait artificiellement les mouvements physiologiques de la déglutition, et réveillait, en même temps, la sensibilité des muqueuses des voies digestives supérieures, qui était altérée chez son malade.

Sans contester ce qu'a d'ingénieux ce procédé, nous ne pouvons, cependant, nous empêcher de faire remarquer qu'il est fort défectueux à différents points de vue. Tout d'abord, il suppose une certaine complaisance de la part du malade qui en est l'objet; c'est, d'ailleurs, un point sur lequel nous sommes en parfait accord avec M. Ritti. En second lieu, sans en avoir fait l'expérience nous-même, il nous semble que, même dans les circonstances les plus favorables, il doit laisser beaucoup à désirer au point de vue de la facilité du manuel opératoire, et, en tous cas, entraîner une perte de temps assez considérable, qui ne doit guère être contrebalancée par les avantages qu'on peut en retirer. ous ne pensons pas d'ailleurs, d'après les renseignements que nous avons pris à cet égard, qu'il soit jamais passé dans la pratique.

Tout dernièrement, au mois de juin 1885, notre excellent ami, M. le Dr Gilson, chef de clinique de M. le Professeur Ball, a expérimenté plusieurs fois devant nous le procédé suivant, pouvant permettre l'introduction d'une sonde par la voie buccale, chez certains malades difficiles ; M. Gilson introduit entre les arcades dentaires du malade un spéculum de Cusco, fermé ; une fois le spéculum placé, il l'ouvre, le fixe, et le fait maintenir par un aide ; de cette facon il déprime assez fortement la base de la langue, et introduit la sonde avec plus de sûreté. Nous avons nous-même employé ce procédé qui, à notre avis, est très commode, chez plusieurs malades, et, en particulier, chez une femme qui fait l'objet de notre observation VII.

Nous venons d'exposer brièvement les différents procédés relatifs au traitement de la sitiophobie, et s'adressant soit à la voie buccale, soit à la voie nasale ; il nous reste maintenant à passer rapidement en revue les autres moyens thérapeutiques qui ont été employés dans cette manifestation morbide, et qui, s'ils n'ont pas obtenu une longue fortune, doivent cependant trouver place dans cette courte étude historique.

En première ligne nous devons citer les lavements alimentaires. Cette idée n'est pas récente ; après avoir été émise, il y a fort longtemps, elle a été tour à tour abandonnée, puis reprise ; actuellement elle est un peu tombée en défaveur, ou tout au moins on n'a guère recours à ce procédé que dans les cas extrêmes, et quand les autres ont échoué. On sait, en effet, que le gros intestin n'absorbe qu'une quantité de substances nutritives bien minime, relativement à celle qui est nécessaire pour entretenir la vie. Toutefois, nous devons reconnaître que le lavement nutritif peut être utile et qu'il peut même rendre de véritables services dans certaines circonstances ; en tous cas, il ne doit, croyons nous, être considéré que comme un pis-aller, et n'être préconisé que quand les autres moyens auront échoué. Cependant Guislain (1) prétend avoir vu certains aliénés qui, ne pouvant être nourris, ni par la voie buccale, ni par la voie nasale, ont vécu fort longtemps, plusieurs mois quelquefois, grâce à des lavements de bouillon.

Guislain ne peut pas s'expliquer comment il peut y avoir absorption, par le rectum, de matières n'ayant pas subi la chymification; mais néanmoins il faut bien convenir avec lui qu'il y a des faits parlants, et il cite plusieurs de ces faits dans son ouvrage.

Si pourtant on devait y avoir recours, il serait de toute nécessité d'employer des lavements peptonisés avec de bonnes peptones, comme le dit M. Dujardin-Beaumetz; car les matières albuminoïdes, transformées en *peptones* par l'action de la pancréatine ou de la pepsine, sont facilement absorbables par le gros intestin; ce serait en vain qu'on instituerait ce traitement, si les substances nutritives n'étaient pas convenablement préparées.

Nous ajouterons toutefois que les lavements peptonisés, continués pendant un certain temps, finissent par provoquer une entéro-colite qui oblige de les suspendre; ce qui n'est pas un de leurs moindres inconvénients. Ensuite, il y a des sitiophobes qui rejettent immédiatement le lavement alimentaire, volontairement quelquefois, d'autres fois par suite de cette parésie rectale qui existe surtout dans la paralysie générale; autre motif,

(1) Guislain. In Phrénopathies. T. III, p. 237 et 246.

non moins sérieux que le précédent, pour mettre en doute leur efficacité. On devra donc, nous le répétons, réserver ce moyen thérapeutique pour les cas urgents, et pour les malades chez lesquels toute espèce de cathétérisme œsophagien a été reconnue impossible.

En Allemagne, le Dr F. Siemens (1) a écrit un mémoire assez étendu, intitulé : *Contribution au traitement du refus d'aliments chez les aliénés*. Il présente quinze observations de sitiophobie, et il s'élève contre tous les moyens de contrainte. Il prétend que le jeûne volontaire n'est pas dangereux ; il cite même, comme exemple, le Dr Tanner, et il ajoute que l'alimentation forcée est inutile. Il faudrait, selon lui, persuader les sitiophobes, les inviter à manger, et rien de plus.

Nous croyons que la persuasion serait un piètre moyen thérapeutique, car les sitiophobes qui veulent bien se laisser persuader sont fort rares, et, de plus, par ce seul fait, ils ne peuvent être considérés comme de véritables sitiophobes. Nous pensons donc qu'en érigeant en principe un tel procédé, c'est méconnaître, évidemment, qu'il y a des aliénés sitiophobes, dont la persistance, dans le refus des aliments, est absolument inébranlable. Tous les médecins aliénistes savent bien, par exemple, que certains paralytiques généraux, intimement persuadés qu'ils sont morts ou qu'ils n'ont plus d'estomac, ne peuvent être convaincus, quels que soient les beaux discours et les arguments les plus concluants qu'on puisse objecter à leur délire.

(1) F. Siemens. In Archiv. für Psychiatria, XIV, p. 3 et XV, p. 1.

M. Siemens ajoute que chez les vieux lypémaniaques, les vieux hypochondriaques et les mélancoliques, l'alimentation à l'aide de la sonde est inutile; d'après lui elle ne les sauverait pas. C'est une question fort discutable, à coup sûr; que la chose soit vraie dans la majorité des cas, c'est possible; mais, il nous semble qu'une telle affirmation est un peu hasardée; en tous cas, ne serait-ce qu'une pure question de principe, il est incontestable (et, en parlant ainsi, nous sommes absolument sûr d'exprimer l'opinion de la majorité des aliénistes), il est incontestable, disons-nous, que ce serait manquer gravement, comme médecin, que de laisser mourir de faim un malade, sous le fallacieux prétexte qu'il n'est pas guérissable, et qu'en le nourrissant artificiellement, on n'arrêtera pas la marche de la maladie qui a été l'origine de la sitiophobie.

C'était d'ailleurs également l'opinion de Luther-V. Bell (1) qui, déjà en 1850, avait émis des idées très nettes à cet égard. Selon lui, quel que fût l'état de cachexie du malade, il ne fallait pas hésiter à pratiquer l'alimentation forcée. Dans son mémoire, il disait avoir vu des aliénés arrivés à la dernière période de l'inanition, et sauvés par l'alimentation à l'aide de la sonde.

Il ajoutait que, quand bien même un malade serait resté plusieurs jours sans manger, ne pouvant plus se soutenir, ayant l'haleine très fétide, la langue sèche, le

(1) Luther-V. Bell. Directeur de Lean's asylum, Somer. U. S. 1850. Alimentation forcée des aliénés, et in Annales médico-psychologiques, 1852, p. 300.

pouls filiforme, il ne faudrait pas le considérer comme perdu, car l'alimentalion artificielle pourrait le sauver. Luther-V. Bell conseillait de varier les substances nutritives, et de faire, au besoin, des injections de cognac dans l'estomac, afin de ranimer rapidement les forces de l'individu.

Pour terminer, nous rappellerons qu'en Allemagne, ces derniers temps, on a proposé de nourrir les sitiophobes à l'aide d'injections sous-cutanées d'huile d'amandes douces ou d'huile d'olive. Divers expérimentateurs, tels que Pick, Menzel et Perco, Krueg, Wulfsberg ont publié des travaux sur ce sujet. Falck (1) n'en est pas partisan, et considère ce moyen comme dangereux, pouvant provoquer des accidents du côté du cœur.

En Angleterre, Whittaker (2) prétend avoir guéri une jeune fille anorexique grâce à des injections sous-cutanées de lait.

Pour notre part, nous n'avons pas expérimenté ces moyens; mais, sans chercher à savoir ce qu'ils peuvent avoir de logique, au point de vue théorique, il ne nous semble guère possible, en tous cas, qu'ils entrent jamais dans la pratique.

En 1883, le professeur Leonardo Cera a publié un mémoire au sujet de l'alimentation forcée chez les alié-

(1) F.-A. Falck. In archiv für die gesammte Physiologie. T. XIX, p. 418.

(2) Whittaker. In The clinic, X, 4 janvier 1876.

nés (1). Il croit que le traitement de la sitiophobie doit se résumer dans l'alimentation artificielle, faite soit avec des poudres de viande, soit avec des poudres féculentes, délayées dans un liquide, et introduites dans l'estomac par la voie buccale ou par la voie nasale.

(1) Professeur V.-L. Cera. — Sull' alimentazione deifolli sitofobi, in Resoc. Acad. med. chir. di Napoli, 1883, T. XXXVII.

CHAPITRE II.

ÉTIOLOGIE ET SYMPTOMATOLOGIE DE LA SITIOPHOBIE.

Quelques auteurs emploient le terme de sitophobie au lieu de sitiophobie; nous croyons, d'après les recherches que nous avons faites à ce sujet, que l'on doit dire *sitiophobie.* Ainsi, si nous consultons Henri Estienne (1), nous trouvons les explications suivantes, qui nous semblent péremptoires :

Σῖτον et mieux σιτος, veut dire *frumentum, blé,* et rien que cela. On ne prend jamais le mot σιτος dans le sens d'aliments en général. Du reste on peut rapprocher σιτος de ce mot grec σιτοφαγος, qui veut dire *sitophagus, frumento vescens, pane victitans,* qui vit de pain, de blé; et de σιτοφορος, qui signifie *frumentum ferens, frumenti ferax,* qui porte le blé. Enfin, on peut voir le mot σιτοφύλαξ, σιτοφυλάψες, nom donné aux Athéniens qui veillaient à l'approvisionnement du froment, qui avaient soin que le blé ne fût pas vendu trop cher, et s'assuraient de sa bonne qualité. Ils étaient au nombre de vingt, quinze chargés de la ville et cinq du Pirée.

Σῖτιὸν, το, veut dire *cibus,* aliments en général. On trouve dans Hippocrate le mot σίτιὸν employé pour

(1) H. Estienne. Thesaurus Græcæ linguæ. Paris Firmin-Didot frères, 1848, p. 289, 290, 294, 295, etc.

désigner toute espèce d'aliments. Le pluriel σιτια s'emploie même pour désigner les choses données comme nourriture aux soldats (1).

Nous avons pensé devoir faire cette courte remarque avant de pénétrer dans le domaine de l'étiologie de la sitiophobie.

Nous devons dire, tout d'abord, que la sitiophobie n'est pas une forme d'aliénation mentale spéciale, mais un symptôme qui est commun à presque toutes les formes d'affections psychiques, et que son étude doit, par ce fait, rentrer dans le cadre de la séméiologie.

Il serait superflu, à coup sûr, d'insister sur l'importance considérable de ce symptôme, non seulement au point de vue de la marche ultérieure de la maladie, mais encore, et surtout, au point de vue d'un danger immédiat pour les jours du malade.

La sitiophobie ne débute pas toujours brusquement; on voit souvent l'aliéné, pendant plusieurs semaines ou même plusieurs mois, ne se mettre à table qu'avec répugnance, et n'ingérer les aliments qu'après les invitations réitérées de ses proches. Tantôt certains aliments ont seuls la faculté de lui plaire, tantôt il met une certaine obstination à se contenter d'un aliment unique (pain, viande ou matières végétales).

(1) Voir aussi Littré et Robin. In Dictionnaire de médecine, p. 1425, 2e vol., et Littré. In Dictionnaire de la Langue française. T. IV, p. 1957.

Ces symptômes s'exagèrent peu à peu ; bientôt l'aliéné reste sourd aux recommandations de ceux qui l'entourent et refuse toute nourriture.

Quelquefois les malades expriment ce refus par des dénégations énergiques et violentes ; d'autres fois, ils opposent seulement une dénégation passive et tacite, mais qui, pour cela, n'en est pas moins invincible que dans le premier cas.

La sitiophobie peut durer plus ou moins longtemps selon les individus ; il en est qui refusent les aliments pendant des semaines, d'autres pendant des mois, quelques-uns pendant des années. M. Legrand du Saulle a observé un cas de sitiophobie très long (1). Il s'agit d'un malade qui, pendant plus de sept mois, resta plongé dans la stupeur mélancolique et refusa les aliments.

Marcé rapporte l'histoire d'un monomaniaque qui fut nourri à l'aide de la sonde pendant deux ans et cinquante jours. « J'ai moi-même, dit-il, recueilli l'observation plus extraordinaire encore d'un monomaniaque halluciné auquel le ciel défendait non seulement de manger, mais encore de parler, de marcher et de s'habiller ; pendant près de *cinq* années, on lui passa la sonde trois fois par jour, et pendant ce laps de temps, il resta plein de force et de vigueur, persévérant dans son refus avec une opiniâtreté incroyable, et conser-

(1) Legrand du Saulle. In Annales médico-psychologiques, 1869, T. I et II.

vant sur une foule de points une étonnante netteté d'esprit (1). »

M. le Dr Gilson nous a relaté le cas d'une jeune fille hystérique, devenue mélancolique à la suite de chagrins d'amour, qui, pendant plus de trois ans, refusa tous les aliments qu'on lui présentait; pendant trois ans, elle fut nourrie à l'aide de la sonde œsophagienne; elle ne se décida à manger que lorsqu'on la maria avec le jeune homme qu'elle aimait; la sitiophobie cessa immédiatement. Ce n'était probablement pas une véritable mélancolique, mais bien plutôt une hystérique à forme mélancolique.

Inversement, dans notre observation IV, la sitiophobie n'a duré que quinze jours.

D'autres fois encore, la sitiophobie est intermittente; tel est le cas de cette hystérique qui fait l'objet de notre observation III. La malade mangeait convenablement pendant une quinzaine de jours; elle refusait les aliments pendant un temps à peu près égal; puis une nouvelle période recommençait, et ainsi de suite à plusieurs reprises. M. le Dr Legrand du Saulle cite également un cas de sitiophobie intermittente. « Dans ces dernières années, dit-il, se trouvait dans mon service, à Bicêtre, un persécuté hypochondriaque et halluciné, qui ne quittait jamais son lit et qui, tous les deux ou trois mois environ, refusait obstinément tous les aliments, sous prétexte qu'on y avait mélangé des poisons. On lui passait la sonde œsophagienne quatre,

(1) Marcé. Traité des maladies mentales, 1862, p. 207.

cinq ou six jours consécutifs et il n'y opposait, en général, aucune résistance. Au bout de ce temps, il mangeait (1). »

Rencontre-t-on plus souvent la sitiophobie chez l'homme que chez la femme ? Nous devons avouer que les renseignements statistiques, en cette question, nous font complètement défaut. On peut dire que la mélancolie s'observe plus souvent chez la femme que chez l'homme, sans que partant la sitiophobie présente les mêmes différences. Toutefois la sitiophobie ne se manifeste pas seulement dans les formes lypémaniaques, quoique ce soit surtout chez elles qu'on la rencontre. On peut la trouver et on l'observe encore dans presque toutes les vésanies et dans plusieurs maladies organiques de l'encéphale. Nous nous permettons donc de présenter cette opinion, à laquelle, du reste, nous n'attachons rien d'absolu.

La sitiophobie a ses degrés ; certains malades finissent par céder aux supplications de leurs proches ou du médecin ; nous-même, à force de patience, nous avons réussi à vaincre l'obstination de certains malades tandis que chez d'autres, malgré les tentatives réitérées que nous avons faites, nous nous sommes toujours butté à un refus inébranlable, ou même, dans nombre de cas, nous n'avons réussi qu'à recueillir des injures.

Les médecins qui fréquentent les asiles connaissent ces malades qui prennent l'habitude de manger à la

(1) Legrand du Saulle. In délire des persécutions, Paris, 1871, p. 74.

sonde et qui, véritables habitués (Ritti), demandent au moment des repas leur instrument journalier.

Quelquefois même, certains malades, tout en refusant de prendre les aliments par la bouche, se nourrissent eux-mêmes à la sonde. Ainsi, nous pouvons rappeler l'histoire de ce malade atteint de mélancolie religieuse avec idées délirantes, dont notre collègue, M. le Dr Moreuw (1), rapporte le cas dans sa thèse inaugurale. « Ce malade, très pieux de son naturel, voyait avec peine ses enfants faire preuve de l'indifférence la plus absolue à l'égard de la religion. Après avoir vainement tenté de les convertir, il tomba dans un état de tristesse profonde et se mit en tête de ne point manger tant que ses fils persisteraient dans leur conduite, ce qui provoqua sa séquestration. Très intelligent, d'ailleurs, et sans aucune espèce d'affaiblissement intellectuel, ce malade avait conservé toute la netteté de ses facultés, en dehors de ce point spécial. Sur la persistance de son refus de manger, on fut obligé de le nourrir à la sonde, opération à laquelle il se prêta de fort bonne grâce, en faisant tous ses efforts pour la rendre aussi aisée que possible.

Bientôt, par un esprit d'humanité qu'il est bien rare d'observer chez ces malades et pour éviter à l'interne du service sa corvée quotidienne, il consentit à pratiquer sur lui-même le cathétérisme œsophagien, à se nourrir de ses propres mains avec la sonde, tout en

(1) Ed. Moreuw. In Thèse de Paris, 1880, p. 9.

persistant dans son refus de manger d'une façon normale. »

Un autre exemple, non moins curieux, est celui de ce malade qui fit l'objet de la leçon si intéressante de M. le professeur Ball sur le délire érotique (1).

Ce malade, qui est encore à l'asile Sainte-Anne, est avant tout un érotomane; cet homme a eu des convulsions pendant son enfance ; jeune homme, il a fait des excès de boisson, qu'il a continués pendant le temps qu'il passa au service militaire; il a servi dans l'infanterie de marine, est arrivé au grade de sergent-major, a été cassé de son grade après avoir insulté ses supérieurs, un jour qu'il était gris. Rentré dans la vie civile, il fut professeur de dessin, et c'est dans l'institution où il était professeur qu'il donna pour la première fois des signes vraiment nets de dérangement intellectuel.

Il était obsédé par cette idée que la femme n'était belle et désirable que par et pour le nez; elle avait, selon lui, un vagin dans le nez.

Dès ce moment, il se mit à chercher l'objectif de ses rêves, et un jour, croyant l'avoir trouvé dans la personne d'une jeune fille qu'il vit à la fenêtre, il alla immédiatement la demander en mariage, en expliquant à la mère les raisons qui l'y avaient décidé. Il fut éconduit; il insista pour qu'on lui donnât cette jeune fille. C'est alors que la mère et le frère de cette jeune

(1) Cette leçon a été publiée dans l'Encéphale, nº 2 (mars-avril 1883), p. 130-139.

personne le firent arrêter. Il fut conduit à la préfecture et, de là, à Sainte-Anne, le 3 janvier 1881. Il présente, à son entrée, une grande agitation ; toujours dominé par des idées érotiques et voulant se mettre tout nu en public pour prouver qu'il est vierge Il ne cessait de tenir des propos incohérents, entrait dans de violentes colères, si bien qu'on fut obligé de lui mettre la camisole et de le conduire en cellule. Cet état d'agitation dura dix jours; au bout de ce temps, il devint plus calme, mais, à ce moment, il refusa les aliments et, pendant deux mois, on ne le nourrit qu'à la sonde. Enfin la sitiophobie cesse, le malade redevient calme, doux et même un peu triste. Il cause avec tranquillité, demande à sortir de Sainte-Anne et parle de reprendre son ancienne profession.

Mais cet état satisfaisant est de courte durée ; de nouveau il retombe dans ses idées délirantes; de plus, il ne veut plus parler ; la sitiophobie reparaît, et c'est *par des dénégations muettes qu'il refuse les aliments ; simultanément il devient très violent, essaie de frapper plusieurs personnes du service. On songe alors à employer le tube de Faucher pour lui introduire des substances alimentaires ;* il s'y prête *volontiers;* il arrive même, au bout d'une quinzaine de jours, à être un veritable *habitué ;* le matin et le soir, il montre par gestes qu'il veut son tube; il a l'air satisfait quand on le lui introduit, il finit même par se l'introduire lui-même. Cet état dure à peu près trois mois. Puis la sitiophobie cesse, et depuis elle n'a pas reparu. Le malade est toujours dans le service de M. le professeur Ball. Son état mental n'a pas changé.

Lasègue (1), a remarqué que chez les jeunes filles de 15 à 20 ans, plus ou moins nerveuses, il existe un état particulier caractérisé par le refus complet ou partiel des aliments. Chez ces jeunes filles, il y a des troubles divers ; elles n'ont pas faim, elles ont des nausées sans vomissements ; elles croient que leur mal augmenterait en prenant de la nourriture, et elles arrivent au refus absolu de toute espèce d'aliments ; elles conservent, pendant des semaines et même des mois, un certain embonpoint ; aussi, leurs parents ne songent-ils à les faire soigner que lorsqu'elles tombent en syncope. Lasègue a appelé cet état *anorexie hystérique*.

Il est vrai que, en 1868, William Gull (2) avait déjà signalé ce fait, qu'il avait qualifié du nom d'*apepsie nerveuse*. Plus tard, en 1873 (3), il a repris cette question, et il a montré que cette apepsie appelée, dans un second travail, anorexie nerveuse, peut exister sans troubles hystériques et qu'elle peut se rencontrer chez l'homme. Il ajoute que, dans ces cas, il y a affaiblissement des fonctions respiratoire et circulatoire, accompagné d'abaissement de la température.

Thomas Stretch Dowse (4) parle d'une malade de 14 ans, entrée dans son asile, et qui présenta, dès son enfance, des symptômes assez bizarres. Cette jeune fille, très irritable, et se fâchant pour le moindre

(1) Lasègue. In Archives générales de médecine, 1873, 6e série. T. XXI, p. 385.

(2) William Gull. In The Lancet, 1868, T. II, p. 175.

(3) In British medical Journal, novembre 1873, p. 527.

(4) Dowse. In medical Press and circular, 1881, nº 2, 208.

refus contraire à ses désirs, allait jusqu'à insulter sa mère pour des motifs insignifiants; de plus, elle avait souvent des éruptions généralisées. Elle refusa les aliments pendant trente jours, ne voulant boire qu'un peu d'eau; aussi, elle ne tarda pas à devenir très faibl. Puis, elle se décida à manger; mais, alors, elle présenta des symptômes étranges; c'est ainsi que, parfois, elle pouvait s'habiller seule, tandis que d'autres fois, l'intervention d'une personne étrangère était nécessaire; simultanément, elle devint mélancolique et taciturne, recherchant la solitude et ne voulant plus parler à personne.

Sur les conseils d'un médecin, son père proposa à la famille de la faire admettre au County-Hospital, à Colchester; mais il ne fut pas écouté. La jeune malade resta pendant quelque temps dans le même état, tantôt mieux, tantôt plus mal, mangeant un peu pendant quelques jours, puis refusant les aliments pendant un temps plus ou moins long. Ces alternatives durèrent à peu près jusqu'au milieu du mois de mai, époque vers laquelle elle exprima le plus vif désir de venir voir son père à Londres. Pendant ses périodes de sitiophobie, son frère et sa sœur durent la nourrir *de force* avec du thé de bœuf, qu'elle finit par prendre seule deux fois par jour; dès lors, on remarqua qu'elle allait mieux, mais cette amélioration ne se maintenait qu'à la condition d'occuper continuellement son esprit. C'est ainsi, que peu à peu, cette jeune fille se remit complètement.

On pourrait réunir les différents faits que nous

venons d'énumérer sous une dénomination générale : sitiophobie hystérique; car il ne faut pas oublier que les manifestations de l'hystérie sont nombreuses et variées, et que nombre de femmes sont atteintes de cette névrose sans avoir présenté autre chose que des symptômes analogues à ceux que nous venons de signaler. Ajoutons que, dans l'hystérie, comme dans presque toutes les affections mentales, il faut toujours se défier des simulateurs. C'est même surtout chez ces malades qu'il faut se mettre en garde, étant donnée la fréquence de la simulation chez elles; il n'est pas rare de les voir refuser la nourriture qu'on leur présente, tandis qu'elles dissimulent des aliments ou même des substances impropres à la nutrition, pour les dévorer en cachette.

Ainsi que nous l'avons déjà dit, la sitiophobie étant un symptôme peut se rencontrer et se rencontre, en effet, dans presque toutes les affections mentales. Dans son ouvrage si remarquable (1), M. le professeur Ball a insisté d'une façon spéciale sur cette question. On peut trouver la sitiophobie dans le délire des persécutions, dans le délire aigu (2), dans la manie, dans la pseudo-paralysie générale d'origine alcoolique, dans l'alcoolisme, dans le delirium tremens, dans la folie reli-

(1) Ball. Leçons sur les maladies mentales, 1883, p. 261, 262, 312, 441, 447, 480, 628.

(2) Ball. Loc. cit. Maladies mentales, 1883 et leçon faite à la clinique de l'asile Sainte-Anne, le 13 décembre 1885. Du délire aigu.

gieuse, dans la débilité mentale, dans les folies sympathiques, enfin, dans la paralysie générale. De son côté, M. Dagonet (1) fait observer que le refus des aliments est une conséquence des conditions morbides les plus diverses, et « se rencontre dans les formes les plus variables de l'aliénation mentale. »

La sitiophobie est donc un symptôme très fréquent et qu'on peut observer chez tous les aliénés; nous ajouterons aussi que c'est surtout dans la mélancolie que la sitiophobie se manifeste, et que c'est là qu'on la rencontre le plus souvent. Pour ce motif, c'est cette variété de malades que nous aurons particulièrement en vue dans notre étude; chez eux, d'ailleurs, on peut voir se développer les formes diverses que peut revêtir ce symptôme, de sorte que les caractères de sitiophobie étant bien connus et bien étudiés chez le mélancolique, on peut dire que l'on connaît les signes de la sitiophobie dans la plupart des affections mentales; car les différences sont minimes, et ne réclament que quelques détails complémentaires.

Mais quels sont donc ces caractères?

Le lypémaniaque est triste, déprimé, il semble étranger à tout ce qui se passe autour de lui; souvent, il refuse de parler, il reste plongé dans une morne tristesse, dont on ne le tire que difficilement; parfois aussi, les yeux hagards, le regard convulsivé, il ne se meut en aucune manière, conservant pendant des jour-

(1) Dagonet. In Nouveau Traité élémentaire et pratique des maladies mentales, p. 619.

nées entières la même attitude la même immobilité ; quelquefois, quand son délire prend la forme religieuse, on peut le voir passer son temps à faire des signes de croix, sans cesse préoccupé par des hallucinations mystiques qui l'assaillent à tout instant. Tel est ce malade, qui est encore à la Clinique de Sainte-Anne, et qui, depuis deux ans au moins, ne cesse de se signer constamment, sans qu'on puisse obtenir de lui aucune réponse; il répète si fréquemment ce geste, que la peau du côté droit du front en est usée. D'autres, demeurent la bouche ouverte, laissant écouler la salive, les bras pendants, les genoux fléchis; d'autres ont les mains jointes et sont dans l'attitude de la prière; certains, saisissant un appui quelconque, s'y cramponnent avec une force presque invincible. En tous cas, chez tous ces malades, ce qui domine, c'est la dépression à laquelle s'ajoute fréquemment le refus des aliments. Griesinger (1) s'exprime ainsi à cet égard : « Ces malades sont complètement muets et inactifs, on peut dire que la sensibilité est émoussée dans la presque totalité des cas. Bientôt le refus des aliments apparaît, le mélancolique refuse toute nourriture, pour des causes diverses. L'un ne veut pas manger parce qu'il craint d'être empoisonné; un autre, parce qu'il croit que la puissance divine le lui défend ; certains, par crainte de la damnation perpétuelle, ou bien, parce qu'ils se figurent qu'ils n'existent plus. »

(1) Griesinger. In Maladies mentales.

Ce refus de toute espèce d'aliments avait également frappé Ph. Pinel; il avait remarqué que : « le mélancolique refuse quelquefois avec obstination la nourriture qui lui est nécessaire pour soutenir ses forces et son existence (1). »

Esquirol nous dit que (2) : « quelques mélancoliques repoussent opiniâtrément toute nourriture; on en voit, dit-il, qui passent plusieurs jours sans manger, quoique ayant faim, mais retenus par des hallucinations, des illusions, qui enfantent des craintes chimériques. L'un craint le poison, l'autre le déshonneur; celui-ci veut faire pénitence; celui-là croit que, s'il mangeait, il compromettrait ses parents ou ses amis; enfin, il en est qui espèrent se délivrer de la vie ou de ses tourments par l'abstinence de toute nourriture. » Quelques pages plus loin, Esquirol nous apprend « qu'il a vu des mélancoliques refuser les aliments pendant 13, 20 jours et plus, et que, quand ils se décident à manger, ils sont moins tristes (3). »

A ces différentes causes, on peut ajouter celles qui résultent d'une obtusion complète, ou, au moins partielle, des sensations olfactives et gustatives; les malades arrivent à ne plus sentir les substances qu'on leur présente; la sensation de la faim disparaît également chez beaucoup d'entre eux; cette anesthésie des mu-

(1) Ph. Pinel. Traité sur l'aliénation mentale, 2e édition, p. 171.

(2) Esquirol. In maladies mentales. Ed. belge, T. I, p. 203.

(3) Esquirol. Loc. cit. Edition 1838, J.-B. Baillière, p. 441.

queuses et du tube digestif n'est pas sans jouer un rôle considérable dans le développement de la sitiophobie. De plus, ainsi que nous l'avons fait remarquer plus haut, en citant les travaux de Gull et de Dowse, l'abstinence volontaire à laquelle se soumettent ces malades développe un état d'anémie profonde, sur laquelle Sandras avait attiré l'attention. Il avait constaté « que chez les mélancoliques, à l'anémie succédait un appauvrissement consécutif qui amenait à sa suite la dyspepsie (1). » On conçoit, en effet, que les glandes de l'estomac se ressentent de l'état de dépression générale qui domine tous les organes, et que, de plus, la sensation de la faim soit, sinon totalement, au moins en partie, abolie chez ces malades, au même titre que la sensibilité de la surface cutanée. C'est là, croyons-nous, le mécanisme qui, chez la plupart des sitiophobes mélancoliques, préside au développement de cette complication.

En effet, ces malades ont souvent une langue saburrale, une haleine forte, des éructations continuelles; ces troubles divers s'accompagnent généralement d'une parésie intestinale des plus opiniâtres, dont on ne peut triompher que par des purgatifs et des lavements répétés. Marcé n'avait pas méconnu ces faits, et il disait à cet égard (2) : « que l'embarras gastrique, la constipation prolongée sont, parmi les maladies mentales, celles qui influent le plus sur l'anorexie. »

(1) Sandras. In Traité des maladies nerveuses, p. 487.
(2) Marcé. Thèse d'agrégation, p. 70.

Esquirol a également mentionné les altérations du tube digestif chez les mélancoliques; il a fait voir combien était fréquente cette anesthésie des muqueuses, non seulement de l'estomac; mais de l'intestin. Selon lui, les aliénés repoussent les aliments à cause du mauvais état de leur estomac; il pense qu'il ne faut pas se laisser effrayer par cette répugnance qui se dissipe « lorsque l'irritation de l'estomac ou l'embarras gastrique ont cessé (1). » Il insiste aussi sur une autre altération qu'il considère comme fréquente chez ces malades, et qui consisterait dans un déplacement du côlon transverse, qui, de transversal, deviendrait oblique ou même vertical. Il en cite plusieurs observations, entre autres celle de *Téroenne* ou *Théroigne de Méricour* (la célèbre courtisane, morte à la Salpêtrière, le 10 mai 1817), à l'autopsie de laquelle on trouva « le côlon transverse perpendiculaire, précipité derrière le pubis (2). » Il croit, de plus, que, selon le conseil de Pinel, on devrait frapper l'imagination des malades par des appareils propres à les effrayer et à leur faire craindre un mal plus grand que la douleur morale qu'ils éprouvent; aussi, conseille-t-il l'usage de la sonde, non seulement comme moyen de nutrition, mais comme moyen de traitement.

Du reste, si on consulte les auteurs de l'antiquité, on voit que tous ont eu une tendance à localiser le point de départ la mélancolie dans les organes digestifs. On peut

(1) Esquirol. Des maladies mentales, 1838, p. 661.

(2) Esquirol. Ouvr. cité, p. 445.

citer, en particulier, cette phrase typique de Cœlius Aurelianus, à notre avis, très démonstrative : « In melancholicis stomachus, in furiosis verò caput afficitur. »

De nos jours, les auteurs sont du même avis : Mausdley (1) nous apprend que le refus des aliments est commun et quelquefois persistant ; qu'il est, en grande partie, l'expression du manque d'appétit et de l'alanguissement général de la nutrition et que, « même quand il est associé nettement au délire qui paraît l'avoir provoqué, il sera aggravé, ainsi que le délire lui-même, si la langue est chargée et la digestion troublée. » Mausdley a vu une dame mélancolique chez laquelle la sitiophobie apparaissait d'une façon intermittente ; on la nourrissait à l'aide de la sonde ; la sitiophobie cessait quand l'état gastrique s'améliorait ; elle reparaissait, au contraire, dès que la langue redevenait saburrale. M. le professeur Ball a dit (2) : « Notons que la sitiophobie et d'autres délires analogues sont souvent entretenus par un état de gastricité qui se dissipe par l'emploi d'une médication appropriée. » Tout dernièrement encore (3), cet éminent maître nous faisait remarquer que la sitiophobie est fréquente dans la manie, et que chez les maniaques on trouve toujours un enduit saburral de la langue, un état gastrique très prononcé.

(1) Mausdley. Pathologie de l'esprit, p. 402. Traduction du Dr Germont, ancien interne des hôpitaux.

(2) Ball. In Leçons sur les maladies mentales, p. 447.

(3) Ball. Cliniques de l'asile Sainte-Anne. Leçon sur la manie, 21 novembre 1885.

On peut se demander si les sitiophobes éprouvent le besoin de manger, ou bien s'ils refusent la nourriture à cause de leurs idées délirantes. Nous répondrons que, dans certains cas, les idées délirantes interviennent seules dans le développement de la sitiophobie, mais que, dans d'autres circonstances, il est absolument évident qu'elle doit être rattachée à l'état morbide de l'estomac. Il est un fait que certains aliénés ne mangent pas, simplement parce qu'ils n'ont pas faim ; mais il est juste d'ajouter que chez certains autres, peut-être, au moins aussi nombreux, le seul fait d'avoir l'estomac malade entraîne nécessairement un goût amer dans la bouche, qui à son tour développe des conceptions délirantes, se traduisant par des hallucinations du goût. A cet égard, M. le Dr Christian (1), dit que : « certains malades guéris, assez intelligents pour rendre compte des phases de leur maladie, racontent que, s'ils ont pu rester sans manger, c'est que la faim était totalement absente ; d'autres, au contraire, disent qu'après avoir horriblement souffert pendant les premiers jours de leur abstinence, ils avaient pu ensuite s'y habituer, et qu'il leur avait été très facile de s'y habituer. »

Nous ne signalerons que pour mémoire cette autre cause de sitiophobie que l'on rencontre chez les paralytiques généraux arrivés à la dernière période de la

(1) J. Christian. In Étude sur la mélancolie ; des troubles de la sensibilité générale chez les mélancoliques. Paris, 1876, p. 46.

maladie ; chez ces malades, comme on le sait, il survient, à cette période, une parésie presque complète des muscles de la face et de la langue, à laquelle s'ajoute quelquefois même un tremblement très marqué ; ces deux phénomènes unis l'un à l'autre peuvent être le point de départ, ainsi que l'ont remarqué MM. Régis et Ritti, du refus des aliments.

Pour le Dr J. Harrington (1), l'anémie est la cause de la mélancolie et, conséquemment, de la sitiophobie. Sur cent mélancoliques, il prétend en avoir trouvé quarante-sept chez lesquels l'anémie avait ouvert la scène, ne tardant pas à être suivie d'accidents sitiophobiques.

Pour nous résumer, et imitant Ritti (3), dont la classification nous semble excellente, nous allons ranger les causes qui déterminent la sitiophobie sous cinq chefs principaux :

1° Idées de suicide ;
2° Idées d'empoisonnement ;
3° Hallucinations impératives ;
4° Idées religieuses ;
5° Idées hypochondriaques.

Examinons ces cinq chefs :

Idées de suicide. — Certains aliénés veulent se tuer parce qu'on les a enfermés et qu'on les a séparés de

(1) J. Harrington. De l'Asile de Worcester. In The London Lancet, octobre 1884.

(2) Ritti. In Dictionnaire des Sciences médicales. T. X, p. 31.

leur famille ; d'autres croient qu'on les accuse d'actes déshonnêtes, qu'on les appelle pédérastes, voleurs ; d'autres se figurent qu'ils sont ruinés. Aussi refusent-ils de manger, voyant dans l'abstinence un moyen d'en finir avec la vie, et voulant ainsi mettre un terme à leurs souffrances.

Idées d'empoisonnement. — On les trouve généralement et, même exclusivement, chez les individus atteints du délire des persécutions. Ils prétendent que leurs parents, leurs amis, les médecins veulent les empoisonner. Ils croient que tous les aliments qu'on leur présente contiennent des substances toxiques. Ils voient dans toute personne qui les approche un ennemi voulant attenter à leur existence, et alors, par une magnifique contradiction, pour éviter de mourir empoisonnés, ils préfèrent se laisser mourir de faim.

Ils accueillent par des injures et des vociférations les marques de sympathie qu'on leur témoigne. Ce sont de détestables pensionnaires, et quand on veut les nourrir à la sonde, l'opération est des moins commodes. Telle était la malade qui fait le sujet de notre observation I.

Mais ces idées délirantes peuvent reconnaître des origines différentes. Tout d'abord elles peuvent naître spontanément ; c'est probablement le cas le plus rare. En second lieu, elles peuvent être le résultat d'hallucinations du goût et de l'odorat. En effet, ces malades accusent très souvent, lorsqu'on les interroge sur les motifs qui leur font croire que leurs aliments contiennent des substances toxiques, une odeur, ou, ce qui est le plus fréquent, un goût désagréable. Nous pensons assez volontiers que l'état des voies digestives joue chez ces malades un rôle beaucoup plus important, peut-être, qu'on n'a semblé le croire jusqu'à présent. La plupart, ainsi que nous l'avons déjà dit, ont l'estomac malade, comme le témoigne l'aspect saburral de la langue ; le goût amer dont ils se plaignent n'est pas une hallucination, il existe réellement, mais il est faussement interprété. Nous ne voulons pas dire par là, que les hallucinations du goût doivent à jamais entrer en cause dans ces circonstances, car il y a un grand nombre de faits où elles sont incontestablement l'origine de la sitiophobie chez ces malades ; ce sur quoi nous voulons seulement attirer l'attention, c'est sur ce fait : qu'il y a lieu, toutes les fois qu'un cas semblable se présente, d'examiner d'abord l'état des voies digestives, et nous sommes intimement convaincu (si nous nous en rapportons toutefois à ce que nous avons observé), que, dans beaucoup de cas, cet examen révélera une altération morbide de ce côté.

Hallucinations impératives. — On voit quelquefois, dans les asiles, des malades qui, sous l'influence d'hallucinations, et particulièrement d'hallucinations de l'ouïe, se refusent absolument à manger. Ils entendent des voies impérieuses, en général proférées par des êtres surnaturels, et ces voix leur défendent de se nourrir. « Si je mangeais, je serais damnée », nous disait une femme de la clinique qui entendait continuellement des voix. A la Clinique, il y avait également, l'année dernière, une femme qui prétendait que Satan lui donnait continuellement l'ordre de ne prendre aucune nourriture. Quelques exemples sont assez célèbres pour que nous les citions ici. Ainsi, nous pouvons rappeler cette malade (1), « quip asse plusieurs jours sans manger, parce qu'elle est en communication avec Dieu, et qu'elle croit pour cette raison pouvoir se passer de nourriture ».

Chez certains malades, ce sont des hallucinations de la vue qui les empêchent de prendre des aliments.

M. Calmeil (2), M. Foville (3) ont tous deux insisté sur ces faits, mais tous deux ajoutent que, quelquefois, ces hallucinations de la vue tiennent à des altérations survenues dans les nerfs optiques. Il peut y avoir atrophie des nerfs optiques, ainsi que l'avait déjà constaté Esquirol (4). Marcé (5) en parle également dans son ouvrage, et il cite le cas d'une dame qui ne mangeait pas parce que, dans son assiette, il y avait des yeux qui la fixaient continuellement.

Idées religieuses. — On les rencontre surtout chez les esprits faibles, chez les débiles, chez les femmes hys-

(1) Esquirol. In Maladies mentales. T. I, p. 90.

(2) Calmeil. Dictionnaire en 30 volumes. Art. Hallucinations.

(3) Foville. Dictionnaire de médecine et de chirurgie pratique. Art. Aliénation mentale.

(4) Esquirol. Ouvrage cité, p. 188-196.

(5) Marcé. Traité pratique des maladies mentales, p. 231 et suivantes.

tériques; ces individus commencent par s'adonner aux pratiques religieuses de mortification, de discipline; ils se figurent que la puissance divine est courroucée contre eux, à propos des actes les plus insignifiants de leur vie, et, pour apaiser la colère céleste, ils arrivent à se priver presque complètement de nourriture. Dans l'Inde, les prêtres de la religion de Bouddha, sous prétexte d'adorer leur divinité, se condamnent à un jeûne absolu pendant plusieurs jours et même des semaines! Dans la religion juive et dans la religion catholique, on voit des individus qui, exagérant les pratiques religieuses, se refusent à prendre aucune espèce d'aliments à certaines époques déterminées. Ils croiraient devoir être damnés, s'ils ne jeûnaient pas certains jours. Ce ne sont pas de véritables sitiophobes, mais des sitiophobes intermittents, ou mieux, qu'on nous permette cette expression, ce sont des *pseudo-sitiophobes*. De là, à verser dans la folie, il n'y a pas loin. Ces individus peuvent tomber, soit dans la folie religieuse, soit dans cette forme de folie religieuse appelée démonomanie. Ils deviennent dès lors très dangereux. Tel était cet homme, cité par M. Dagonet (1), qui, après s'être converti du catholicisme au protestantisme, se crut possédé du diable. Il voulait tuer ses enfants et ceux qui l'entouraient, prétendant que le monde allait être détruit. M. Calmeil (2) rapporte que certains aliénés, croyant être en rapport avec les esprits infernaux,

(1) Dagonet. Ouvrage cité, p. 239.
(2) Calmeil. In De la folie. T. I, Paris, 1845.

commettent toute sorte d'actes bizarres et s'astreignent à un jeûne absolu.

Du reste, la plupart des dévots peuvent souvent rentrer, comme l'a fait fort judicieusement remarquer M. le Dr Gilson (1), dans la catégorie des débiles mentaux ; leur cerveau est boiteux, leur champ intellectuel est des plus restreints. M. Calmeil avait bien eu raison de dire que le sentiment religieux est sujet à plus d'un genre de perversion, et que « l'on peut voir la piété dégénérer en rage forcenée » (2).

Nous traduisons et résumons l'observation suivante, publiée par le Dr Ogden Backus (3), et ayant pour objet un cas de démonomanie :

Une femme de 54 ans entre à l'asile le 25 juillet 1884. Elle a reçu une belle éducation et de bons conseils ; elle est d'un tempérament nerveux. Il n'y a pas d'aliénés dans sa famille. Depuis plusieurs mois son caractère change ; ses habitudes, ses goûts sont différents. Elle a continuellement de l'inappétence et des insomnies. Elle s'accuse de crimes imaginaires ; elle écrit des lettres dans lesquelles elle dit « qu'elle n'est plus chrétienne, qu'elle manque de foi, qu'elle devient méchante, qu'elle est fille du Diable, et qu'elle en veut à ceux qui lui ont fait le plus de bien. » Bientôt, elle ne tarde pas

(1) H. Gilson. In Les faibles d'esprit. Conférence faite à la clinique de la Faculté (asile Sainte-Anne), juillet 1885.

(2) Calmeil. Ouvrage cité, p. 57.

(3) Ogden Backus, M. D. Médecin de l'Asile d'aliénés de l'État à New-York. In The american Journal of Insanity. Vol. XLI, janvier 1885, n° 3. Utica. N.-Y. State Lunatic Asylum.

à devenir complètement sitiophobe, et quand on l'amène à l'asile, elle est maigre, émaciée, les mains froides, la langue saburrale. On la couche et on lui donne une potion calmante. Quand elle se réveille, à deux heures du matin, elle est effrayée de se trouver dans le dortoir; elle dit que Satan est venu pour la tuer, ainsi que les personnes qui l'entourent. Elle reste dans le même état jusqu'au 1er août, écrivant toujours des lettres, répétant toujours « qu'elle est fille de Satan, que Satan lui commande de tuer des enfants; que, si elle n'obéit pas à ses ordres, elle sera mise dans une boîte, avec des animaux horribles, et ensuite brûlée vive. »

Le 1er août, elle essaie de tuer une personne du service, Miss M..., parce que le Diable, auquel elle s'est vendue, le lui a commandé. Peu de jours après, elle tente de s'étrangler avec un drap de lit. La sitiophobie continue et est absolue le 3 septembre; on la nourrit à l'aide du tube stomacal jusqu'au 5 octobre. Le 18 octobre, elle a subitement une syncope, et malgré tous les soins donnés, elle meurt. L'autopsie ne fut pas permise.

Idées hypochondriaques. — On trouve dans Hippocrate (1) des indications vagues sur l'hypochondrie; Galien la considérait comme un genre de mélancolie dépendant d'un trouble des fonctions digestives; Cœlius Aurelianus était du même avis. Dans les temps modernes, Baglivi (2), Boerhaave, Frédéric Hoffman (3),

(1) Hippocrate. De morbis. Lib. 2, init. capit. 29.

(2) Baglivi. Opera omnia. Lugdun, 1745, p. 62.

(3) Hoffmann. Médecine raisonnée, traduction de Bruhier. T. IV et IX.

croyaient que l'estomac était la cause de tous les symptômes de l'hypochondrie.

Pour Michéa (1), les fonctions digestives jouent un rôle immense dans la vie ; l'appareil digestif a les sympathies les plus nombreuses, les connexions les plus intimes avec le cerveau. « Si, dit-il, le cerveau est le monarque des viscères, l'estomac en est, sans contredit, le premier ministre. »

En effet, on trouve souvent la sitiophobie chez les hypochondriaques. Ils disent qu'ils n'ont plus de bouche, plus d'estomac, que leur intestin ne fonctionne plus ; quand on les examine, on constate souvent une langue saburrale, une constipation opiniâtre ; certains, ayant eu des parents morts d'une maladie d'estomac, se figurent en avoir une également et devoir en mourir. Tel est ce curé cité par Michéa (2), qui, ayant vu plusieurs de ses parents mourir au mois d'avril, de maladies d'estomac, était persuadé qu'il mourrait de la même manière et à la même époque ; il fut, pendant quelque temps, obsédé par cette idée pénible ; il éprouva des sensations et des bruits bizarres, qu'il comparait à des roulements de tambour, ayant leur siège dans l'estomac ; il ajoutait qu'il était un homme perdu ; enfin, il finit par refuser les aliments, et même, ne voulut plus parler. Après avoir subi un traitement de quelques jours, il se remit à manger, mais il ne tarda pas à re-

(1) Michéa. Traité de l'hypochondrie. Paris, 1845, p. 343-344.

(2) Michéa. Ouvrage cité, p. 60.

tomber de nouveau dans son premier état, dans lequel il resta jusqu'à sa mort.

Il y a des hypochondriaques qui se figurent avoir dans le corps des oiseaux, des crapauds, des vipères. Sur ce point, nous trouvons dans l'ouvrage de M. Falret les observations suivantes (1) : « Un homme, très distingué par sa position sociale et son intelligence, fut atteint de mélancolie hypochondriaque. Parmi les phénomènes du délire très complexe qu'il présentait, se trouvait une illusion bien étrange; les déplacements de gaz, qui avait lieu bien fréquemment dans ses intestins, le jetaient dans l'anxiété la plus grande. Étonné qu'une si petite cause donnât lieu à un si triste résultat, nous lui en demandâmes l'explication avec le témoignage du plus vif intérêt, et pendant longtemps il garda, à cet égard, le silence le plus obstiné. Plus tard, il nous avoua qu'il croyait avoir des oiseaux dans le ventre, et qu'il craignait de les voir s'échapper et de dévoiler ainsi cette déplorable infirmité. »

« Un homme, atteint de mélancolie profonde avec hallucinations de l'ouïe, éprouvait des frayeurs continuelles; elles allaient quelquefois jusqu'à la terreur qu'exprimait tout son corps au plus haut degré. Les aliments lui inspiraient de vives inquiétudes. Au commencement des repas, il mangeait sans hésitation, mais pendant son cours il s'arrêtait fréquemment, et, portant les mains vers son estomac, il s'écriait : Holà! oh! oh!

(1) Falret. Maladies mentales. Paris, J.-B. Baillière et fils, 1864, p. 212.

Nous avons essayé de le faire manger seul, et son hésitation à manger a continué avec les mêmes exclamations; bientôt il a refusé toute espèce de nourriture; lorsqu'il portait les mains vers l'estomac, il ouvrait de grands yeux, paraissait absorbé et dans l'effroi. Ce n'est que lorsqu'il a fallu le contraindre à manger, qu'il a fait l'aveu que sa femme lui avait fait avaler des vipères qui le dévoraient; c'était dans l'intention de les faire mourir qu'il refusait de prendre des aliments. Il a persisté dans son refus jusqu'à sa mort, tant sa conviction était profonde. Il répétait toujours que les vipères lui dévoraient les intestins. L'autopsie n'a pu être faite.»

Chez les hypochondriaques, lorsqu'on a l'occasion de faire l'autopsie, il n'est pas rare de rencontrer souvent une lésion, quelquefois très grave, d'autres fois presque insignifiante, ayant été le point de départ des conceptions délirantes dont le malade a été l'objet pendant sa vie. Il n'est donc pas étonnant qu'un simple état dyspeptique, plus ou moins accentué, puisse être la cause des accidents sitiophobiques, quelquefois très prolongés, qu'on rencontre chez eux.

Aussi, doit-on, selon nous, toujours examiner les voies digestives chez ces malades, lorsqu'ils refusent les aliments; pour notre part, nous avons été à même de constater, chez plusieurs de ceux qui ont été soumis à notre observation, que c'était là le mécanisme de leur sitiophobie.

CHAPITRE III.

DU LAVAGE DE L'ESTOMAC DANS LA SITIOPHOBIE.

Depuis un certain nombre d'années, le lavage de l'estomac jouit d'une grande faveur dans la pratique ordinaire des hôpitaux. Préconisé par plusieurs médecins, il a été promptement vulgarisé et employé, comme moyen thérapeutique, dans un certain nombre d'affections stomacales.

« L'idée de retirer les liquides de l'estomac par un pro-« cédé mécanique est une idée toute française » (1). C'est Blatin (2), qui, en 1832, a eu la pensée du lavage de l'estomac, mais c'est un médecin allemand, Küssmaul (3), qui mit cette idée en pratique, et, en 1867, au Congrès des médecins allemands, à Francfort-sur-le-Mein, il fit connaître les résultats de ses expériences. Küssmaul employait l'ancienne sonde œsophagienne, à laquelle il adaptait une seringue aspirante et foulante, connue sous le nom de Pompe de Küssmaul, et, à l'aide de cet

(1) Dujardin-Beaumetz. Leçons de clinique thérapeutique.

(2) Blatin. In Journal clinique de l'Hôtel-Dieu et de la Charité, 1er mars 1832, p. 367.

(3) Küssmaul. In Schmidts Jahrbüch, vol. CXXXVI, p. 386.

instrument, il envoyait des liquides dans l'estomac et, ensuite, les en retirait (1).

En 1879, M. le Dr Faucher présenta à l'Académie de médecine le tube de son invention, qui a eu une si heureuse fortune.

Ce tube a été modifié par MM. Debove et Audhoui.

Ces appareils sont connus ; leur description a été faite si souvent, que nous croyons inutile d'y revenir à nouveau ; nous dirons seulement que, dans les hôpitaux, d'après les renseignements qui nous ont été fournis à cet égard, c'est le tube de Faucher qui a été employé le plus souvent pour faire le lavage de l'estomac.

Nous n'avons pas besoin de rappeler combien de services ont été rendus par ce moyen thérapeutique ; combien, grâce à lui, de nombreux malades ont été améliorés et guéris rapidement.

Mais ce n'est qu'en 1880, que l'idée fut émise d'appliquer aux aliénés sitiophobes ce procédé qui donnait de si beaux résultats chez les malades ordinaires. L'honneur de cette idée revient à notre excellent ami, M. le Dr E. Régis, ancien chef de clinique de M. le professeur Ball, qui, en 1880, proposa devant la Société médico-psychologique, de faire régulièrement le lavage de l'estomac chez les aliénés sitiophobes. — En 1881, M. le Dr Sébastien Mabit, alors interne de M. le Dr de Lamaëstre, à l'asile de Ville-Evrard, mit en pratique cette proposition.

(1) Extrait des leçons de clinique thérapeutique de M. Dujardin-Beaumetz.

Il se mit à laver l'estomac d'une malade ayant des accidents graves de sitiophobie. Il la guérit, et son observation, publiée dans *l'Encéphale de 1882*, fut la seule sur ce sujet.

Dans son manuel des maladies mentales (1), publié à la fin de l'année 1884, M. Régis insiste encore sur ce point; il conseille de pratiquer le lavage de l'estomac chez les sitiophobes avant de faire l'injection des liquides alimentaires; il dit « que ce lavage est un excellent moyen de traitement contre l'état pathologique du tube digestif qui accompagne presque constamment le refus d'aliments, quand il ne le provoque pas de toutes pièces, et, par suite, contre la sitiophobie elle-même, qui cède souvent à son efficacité ». Pour faire ce lavage, il conseille de se servir soit de la pompe stomacale, soit du tube de Faucher, soit d'une sonde ordinaire introduite par les narines

Nous avons voulu étudier ce moyen thérapeutique, et c'est avec l'autorisation et les conseils de M. le Professeur Ball que nous nous sommes mis à l'œuvre dans le service de cet excellent maître, à l'asile Sainte-Anne.

Alors nous avons été à même de constater que cette opération n'est pas toujours facile chez la plupart des aliénés; car on peut diviser les sitiophobes, au point de vue du manuel opératoire, en deux catégories, suivant le degré de résistance qu'ils présentent : les uns sont ab-

(1) E. Régis. In Manuel des maladies mentales. Paris, 1885, p. 474.

solument ou presque absolument réfractaires; ils opposent une résistance quelquefois invincible ; les autres, au contraire, se laissent faire avec une obéissance passive. Il faut bien dire que les réfractaires sont de beaucoup les plus fréquents.

Chez ceux-ci, ainsi que nous avons pu nous en assurer souvent, l'introduction d'une sonde ou d'un tube par la voie buccale est impossible. Ils contractent les mâchoires avec une si grande force, qu'on ne peut parvenir à leur ouvrir la bouche; il faut alors songer à la voie nasale.

Chez ceux-là, qui sont assez rares, on peut assez facilement introduire un tube de Faucher, et même, chose remarquable chez quelques-uns, on n'observe aucun réflexe du côté du voile du palais et du pharynx. La sensibilité des muqueuses semble abolie.

Le manuel opératoire doit donc être différent dans les deux cas.

Nous reprendrons tout à l'heure cette question à propos du mauuel opératoire. Pour le moment il faut, croyons-nous, donner place aux indications du lavage de l'estomac.

M. le Dr Riva (1), dans un travail paru en 1882, a eu l'idée d'étudier l'état du suc gastrique chez quelques sitiophobes. L'opération a toujours été pratiquée pendant la digestion alimentaire, environ 2 heures après

(1) Dott. Gaetano Riva. L'alimentazione negli alienati sitofobi. In Rivista sperimentale di freniatria e di medicina legale, 1882, p. 45 et 248.

l'ingestion. L'appareil employé a été la même sonde que pour l'alimentation artificielle, dont les deux orifices de la partie inférieure étaient bouchés à l'aide de petites éponges ne faisant pas de saillie à l'extérieur. La sonde était poussée et dirigée dans des directions variées pendant cinq ou six minutes, au bout desquelles était examinée la réaction du liquide qui l'imprégnait. M. Riva aurait trouvé une diminution de l'acidité du suc gastrique chez les mélancoliques en état de stupeur, tandis que la réaction aurait été manifestement acide chez les alcooliques et les épileptiques. Il y aurait peut-être là quelques indications relativement aux liquides à employer dans le lavage de l'estomac. Toutefois, étant donné le nombre restreint d'expériences qui ont été faites à cet égard, il nous semble difficile de conclure. Ce serait, en tous cas, un sujet à étudier, ce que nous regrettons de ne pouvoir faire, notre travail étant trop avancé actuellement pour que nous abordions cette étude.

Mais il est possible néanmoins de préciser, dans la plupart des cas, s'il y a lieu de recourir au lavage, et, l'on peut dire, d'une façon générale, qu'il sera indiqué toutes les fois que le malade présentera un état gastrique manifeste, se traduisant au dehors par de l'amertume dans la bouche, un état saburral de la langue, la fétidité de l'haleine, etc.

Ces faits ne sont pas aussi rares qu'on pourrait le supposer; nous croyons que l'attention n'est pas portée de ce côté aussi souvent qu'elle devrait l'être, et qu'il y aurait lieu de rechercher, dans différentes circonstances, si les idées délirantes qu'accusent les malades, et qui sont le point de départ du refus des aliments, n'ont pas pour origine l'état morbide de la muqueuse stomacale.

Nous dirons donc que, comme règle générale, lorsqu'un aliéné refuse les aliments, la première chose à faire est d'examiner avec soin son système digestif, et ensuite qu'il faut instituer immédiatement le lavage, si l'on constate une altération des voies digestives.

Il faut faire passer plusieurs litres de liquide dans l'estomac à chaque séance; en un mot, jusqu'à ce que le liquide revienne limpide, car, souvent, les deux ou trois premiers litres introduits reviennent très colorés et chargés de mucosités. Il est souvent utile de faire le lavage deux fois par jour; une séance le matin, et une autre le soir.

Il est préférable que ce soit toujours la même personne qui opère. La main s'habitue, elle saisit mieux les divers temps de l'opération, qui diffèrent quelque peu avec chaque individu; de plus, le malade, de son côté, finit par s'accoutumer à celui qui le sonde, et l'opération ne peut qu'y gagner au point de vue de la facilité.

Quels liquides doit-on employer plus particulièrement?

Nous nous sommes servi, tantôt d'eau bicarbonatée, tantôt d'eau contenant de la résorcine, quelquefois d'eau boriquée.

Voici les formules que nous avons adoptées; ce sont d'ailleurs celles recommandées par M. Dujardin-Beaumetz.

℞ Bicarbonate de soude . .	2 grammes	
Eau	1,000	»
℞ Résorcine	5 grammes	
Eau	1,000	»
℞ Acide borique	5 grammes	
Eau.	1,000	»

Nous pourrions encore signaler un grand nombre de substances médicamenteuses qui ont été employées pour cet usage : permanganate de potasse, acide phénique, teinture de myrrhe, etc. ; mais elles n'ont guère été employées d'une façon suivie, et nous croyons qu'il faut s'en tenir aux trois principes dont nous donnons plus haut les formules.

Y a-t-il des indications bien nettes relativement à la préférence que l'on doit donner à telle ou telle de ces substances ?

A ce point de vue, si les expériences faites par M. Riva, et que nous avons déjà relatées, étaient plus nombreuses, on pourrait peut-être en tirer des conclusions pratiques; mais jusqu'à présent, comme nous l'avons dit, ces faits n'ont pas encore été suffisamment étudiés pour qu'on puisse en déduire une règle de conduite susceptible d'être généralisée.

Nous nous bornerons donc à établir les quelques principes suivants qui, d'ailleurs, ne sont autres que ceux signalés par M. Dujardin-Beaumetz (1).

Il y aura lieu d'employer des désinfectants, résorcine

(1) Dujardin-Beaumetz. Leçons de clinique thérapeutique.

ou acide borique, toutes les fois que les caractères de l'haleine et des gaz dénoteront la présence d'une dyspepsie putride. On emploiera, d'un autre côté les alcalins, quand les manifestations dyspeptiques se traduiront par une acidité exagérée des liquides stomacaux.

Il ne faudrait pas croire que le lavage de l'estomac soit toujours facile chez les aliénés; nous avons déjà effleuré cette question au début de ce chapitre; il est nécessaire que nous y revenions et que nous donnions à cet égard quelques indications relatives au manuel opératoire dans les cas où la résistance des malades ne permet pas d'avoir recours aux procédés habituels. Chez les sitiophobes réfractaires, nous le répétons, il est impossible de pratiquer le lavage par la bouche, et on est obligé de recourir à la voie nasale, toujours semée d'écueils.

Avec les instruments dont nous disposions au début de nos expériences, nous ne pouvions presque jamais faire revenir le liquide introduit; les sondes se bouchaient facilement, et alors, nous devions employer la pompe stomacale, moyen peu commode et dangereux, en ce sens que l'on risque, en voulant aspirer le liquide, d'aspirer en même temps la muqueuse de l'estomac. Aussi avons-nous complètement abandonné ce moyen. Nous nous sommes arrêté à l'appareil que nous allons décrire et que nous nous permettons de soumettre à nos juges.

Cet appareil est des plus simples (1). Il se compose

(1) Cet appareil a été construit par M. Galante, sur nos indications. Nous en donnons la figure à la fin de notre travail.

de deux parties : une sonde et un tube reliés par un ajutage de verre ; un entonnoir en verre se fixe au tube.

Description de l'appareil. — La sonde est en gomme ; elle est souple, flexible, elle a une longueur de 90 centimètres ; son diamètre est de 6 millimètres, ce qui permet de la faire passer par les narines les plus étroites, même chez les femmes ; *son bout stomacal est coupé transversalement à bords mousses et arrondis ;* au-dessus de ce bout stomacal se trouve un œil, et sur les parois, autour de cet œil, trois rangées de trous ronds, au nombre de sept pour chaque rangée, en tout vingt et un trous ; afin de pouvoir obtenir une sorte d'arrosage de l'estomac. L'extrémité externe de la sonde reçoit un ajutage de verre qui permet de la relier au tube de caoutchouc, auquel se fixe un entonnoir de verre.

Nous avons fait couper transversalement l'extrémité stomacale de la sonde, parce que nous avons remarqué qu'avec les sondes pleines à leur extrémité et n'ayant qu'un seul œil, il était très difficile, aussi bien de faire pénétrer le liquide, que de le faire revenir ; de plus, les sondes s'obstruaient facilement ; tandis que, avec notre appareil, nous avons toujours pu assez aisément parvenir au but désiré. Nous établissions le siphon comme avec le tube de Faucher. En somme, c'est une sorte de tube de Faucher modifié ; c'est un tube de Faucher nasal.

Manuel opératoire (1). — Le malade, revêtu de la ca-

(1) Ce manuel opératoire diffère peu de celui que M. le Dr Régis a décrit dans son Traité des maladies mentales.

misole de force, doit être assis sur un lit, et non pas couché, comme on l'a quelquefois conseillé; car si le malade est couché, l'opération est plus longue et moins aisée; on a même vu, dans ce cas particulier, les liquides refluer de l'estomac vers le pharynx, passer dans le larynx, et asphyxier le malade.

Il faut débarrasser les fosses nasales des mucosités qui peuvent les encombrer, faire maintenir le patient par plusieurs gardiens, placer devant sa bouche un drap ou une alèze pour recevoir ses expectorations.

La sonde est préalablement graissée avec de l'huile ou de la vaseline, et son extrémité stomacale est légèrement infléchie, afin de lui donner la courbure nécessaire et faciliter son changement de direction au delà du pharynx.

On choisit la narine par laquelle on veut pénétrer et qui semble la plus perméable; on appuie la main gauche sur les yeux et le front du malade afin de lui cacher les divers temps de l'opération; un aide maintient la tête en arrière; on se place à sa droite, et, prenant la sonde avec les deux premiers doigts de la main droite, comme une plume à écrire, on se présente ainsi armé à l'entrée de la narine d'élection. Il faut introduire doucement la sonde, la faire pénétrer par de petits mouvements de propulsion, en ayant soin de l'appuyer sur la partie inférieure de la fosse nasale, au-dessous du cornet inférieur, c'est-à-dire dans sa partie la plus large; la sonde pénètre ainsi jusque dans le pharynx. — Voilà le premier temps de l'introduction.

Deuxième temps. — Quand la sonde est arrivée au niveau du pharynx, généralement grâce à sa flexibilité et à l'inflexion préalablement donnée, elle se recourbe sur elle-même ; on aide du reste ce changement de direction en élevant la main et en fléchissant les doigts, de manière à déprimer le plancher des fosses nasales. Il arrive que l'on ne peut pas aller plus loin, parce que la sonde vient buter et s'arrêter contre la paroi du pharynx ; il ne faut jamais essayer de surmonter brutalement cet obstacle ; il faut retirer doucement la sonde, l'essuyer, la graisser de nouveau, lui donner une plus forte inflexion, et recommencer l'introduction. Si le malade saigne un peu, il faut changer de narine.

Troisième temps. — Lorsque la sonde est descendue verticalement jusqu'à la base de la langue, elle passe facilement derrière cette dernière, et entre dans l'œsophage. — Voilà le troisième temps.

Mais hâtons-nous de dire que, chez la plupart des sitiophobes, ce troisième temps est certainement celui qui présente le plus de difficultés, c'est certainement le seul franchement difficile. Ainsi que le fait remarquer M. Régis (1), presque toujours « l'aliéné appuie fortement sa langue contre la paroi postérieure du pharynx », on sent un obstacle invincible, et on ne peut en triompher. Que doit-on faire alors ? Faut-il céder ou essayer de vaincre l'obstacle ? Voici comment l'on doit procéder : on commence par faire doucement plusieurs tentatives de pression, mais il ne faut jamais agir brutale-

(1) E. Régis. Manuel des maladies mentales, p. 469.

ment, car on courberait la sonde ou bien on la casserait. Si les tentatives de pression ne produisent rien, il faut se contenter de maintenir la sonde appuyée sur la base de la langue, et attendre que le malade produise un mouvement de déglutition, ce qui est quelquefois long et n'arrive pas toujours. Si le mouvement a lieu, la sonde descend dans l'œsophage ; on l'y aide par quelques petits mouvements de propulsion ; dès lors l'introduction est terminée. On voit quelquefois des malades qui restent sans remuer, retenant leur respiration, ne faisant aucun mouvement de déglutition, afin d'empêcher le passage de la sonde. Il faut alors que l'opérateur provoque lui-même ce phénomène physiologique. Quant à nous, pour l'obtenir, nous avons eu recours plusieurs fois avec succès au moyen indiqué par M. Sizaret en 1877 (1); à l'aide d'une seringue, nous faisions pousser par un aide quelques gouttes d'eau-de-vie dans le pharynx, par la narine restée libre; le malade est surpris, et le mouvement réflexe de la déglutition se produit. Il suffit de guetter le moment favorable et de pousser un peu la sonde; elle se trouve de suite dans l'œsophage. Il faut avoir le soin de mettre la main sur les yeux du malade au moment où l'aide se prépare à faire l'injection, car le malade étant prévenu se retiendrait, et l'on n'aboutirait pas.

Il reste à savoir si l'on est bien dans l'œsophage et non point dans la trachée, en un mot, si on n'a pas fait une fausse route.

Pour s'en assurer, il y a plusieurs moyens; on fait

(1) Cité par Régis. Loc. cit., p. 470.

parler le malade, on le fait tousser, on peut injecter quelques gouttes d'eau dans le pavillon de la sonde.

Si la sonde est dans la trachée, le malade ne peut pas parler, il ne peut pas tousser, l'eau injectée est rejetée violemment au dehors, il y a de la suffocation, bientôt on voit apparaître les phénomènes de l'asphyxie. Il se produit : « un courant d'air, un tirage, une véri» table respiration qui s'opère par la sonde comme » par la canule après l'opération de la trachéoto» mie (1). »

Mais les signes que nous venons d'indiquer peuvent ne pas être aussi nets et aussi manifestes ; on est dans le doute, ce qui nous est arrivé plus d'une fois. Pour avoir la certitude que la sonde est bien dans l'œsophage, M. Régis emploie *sa sonde d'épreuve*, dont nous avons parlé dans notre premier chapitre ; nous avons dit que ce moyen d'investigation nous semblait insuffisant et peu fidèle ; aussi avons-nous imaginé le petit appareil suivant (2), qui est très simple et que nous appelons *ballon d'épreuve*. Il consiste en un bouchon de caoutchouc traversé à frottement dur par un petit tube de verre, sur lequel est fixé un morceau de baudruche qui forme *boule ou ballon*, lorsqu'il est distendu par les gaz. Le bouchon se fixe dans le pavillon d'une sonde et le ferme hermétiquement. Si la sonde est dans la trachée, on voit la baudruche se gonfler par saccades ; si la sonde est dans l'œsophage, rien de pareil ne se

(1) E. Régis. Loc. cit., p. 473.
(2) Voir la planche à la fin du travail, fig. 2.

produit; c'est à peine s'il y a dans la baudruche quelques oscillations insignifiantes. Nous ajouterons qu'il faut avoir le soin de boucher la narine restée libre, ainsi que l'orifice buccal, si l'on veut obtenir de l'appareil la sensibilité désirable.

Quand on s'est assuré que la sonde est bien dans l'œsophage, on place l'ajutage, on fixe le tube de caoutchouc, on y adapte l'entonnoir, et on introduit le liquide ; on opère comme avec le tube de Faucher. Lorsque le liquide revient limpide, on pratique le gavage, (et toujours à l'aide de l'entonnoir) ; le gavage est généralement composé d'un litre de lait, dans lequel on délaie deux œufs et 50 grammes environ de poudre de viande.

Une fois cette opération terminée, on retire le tube et l'ajutage, puis on enlève la sonde. en ayant soin d'appuyer le pouce sur son pavillon, afin d'éviter que les liquides qui ont pu rester dans le corps de la sonde ne pénètrent dans le larynx, au risque d'asphyxier le malade.

Au début de ces expériences (1880), M. Régis employait et préconisait la pompe stomacale ; aujourd'hui, il a complètement abandonné ce moyen, ainsi qu'il nous le disait il y a quelque temps. Il a reconnu comme nous que la pompe était un moyen dangereux et que l'on risquait souvent avec elle d'aspirer la muqueuse stomacale.

Pour notre part, quand nous avons dû recourir à la voie nasale, nous n'avons employé que l'appareil décrit dans les pages précédentes. Nous n'avons pas la prétention de présenter cet appareil comme un modèle définitif ; nous croyons qu'il peut être perfectionné et amélioré, mais en tous cas, il peut certainement, tel qu'il est, rendre quelques services.

Nous ajouterons, en terminant, qu'au lieu de pratiquer le lavage comme cela se fait généralement avec le tube de Faucher et comme nous avons fait dans la majorité de nos expériences sur les aliénés non réfractaires, on pourrait peut-être employer un procédé que nous voulons indiquer, mais sur lequel nous ne pouvons pas trop nous prononcer, étant donné le *petit nombre d'expériences* que nous avons faites *tout dernièrement* avec lui.

Ce procédé n'est autre que celui utilisé pour le lavage de la plèvre (1). Il consiste en un bassin en verre (situé à un mètre environ au-dessus de l'estomac), dans lequel plonge un tube en caoutchouc ; ce tube se relie à sa partie inférieure à l'une des branches d'un ajutage en T, dont l'autre branche se continue avec un second tube, se rendant dans un bassin situé sur le sol ; la troisième branche du T ou branche médiane s'adapte au pavillon d'une sonde œsophagienne. Pour faire le lavage, il suffit d'amorcer le tube supérieur en fermant le tube inférieur à l'aide d'une pince près de l'ajutage ; le liquide pénètre alors dans l'estomac ; pour le faire revenir, on amorce le tube inférieur en ayant soin de placer la pince sur le tube supérieur.

(1) Voir la planche, fig. 3.

Observation extraite de l'ENCÉPHALE

OBSERVATION

Extraite de l'*Encéphale*, n° 2, 25 juin 1882, p. 282.

Cas grave de sitiophobie avec vomissements incoercibles.

Guéri par les lavages de l'estomac.

Par M. J. Sébastien Mabit, interne des asiles de la Seine.

Hystérie. — Accidents mélancoliques anciens. — Accès de lypémanie aiguë avec hallucinations de nature terrifiante. — Etat fébrile. — Sitiophobie et vomissements dus à un état saburral intense des voies digestives. — Imminence de mort par inanition. — Lavage de l'estomac. — Amélioration rapide.

Mlle G... est âgée de 23 ans; elle est la plus jeune des huit enfants qu'a eus sa mère. Le père est mort à la suite d'un accident; la mère souffre depuis longtemps de névralgies si intenses qu'elle était tombée il y a quelques années dans une sorte de marasme; actuellement les crises névralgiques sont moins fréquentes et moins violentes, mais elles reparaissent sous l'influence de la moindre émotion morale. Une sœur et une cousine germaine de la malade sont religieuses. Nous n'avons pu obtenir d'autres renseignements.

L'enfance de notre malade ne présenta rien de particulier; elle était nerveuse et d'une santé délicate, et comme sa famille se soumettait à ses moindres caprices, elle devint d'un caractère exigeant et fantasque.

Il y a environ trois ans (elle habitait la Bretagne), elle manifesta l'intention arrêtée d'entrer dans un couvent. La famille s'y étant opposée, Mlle G... tomba dans une tristesse profonde, elle était dégoûtée de l'existence, refusait de manger et paraissait tout à fait étrangère à ce qui se passait autour d'elle. Un médecin consulté conseilla des distractions, et la malade fut envoyée à Paris, auprès d'une de ses sœurs. La mélancolie se dissipa en quelques semaines, mais le caractère de Mlle G... devint de plus en plus difficile et, à cette époque, apparurent pour la première fois des attaques d'hystérie très nettes. Revenue auprès de sa famille en Brétagne, elle insista tellement pour entrer dans un couvent, que sa mère finit par y consentir. Elle partit donc pour Paris et entra comme novice dans le couvent de X... Au moment de son départ, quoique inébranlable dans sa résolution, elle parut très troublée et inquiète des suites que pourrait avoir le chagrin qu'elle causait à sa mère.

Environ six mois après, vers la fin du mois d'avril 1881, la famille était avertie par une lettre de la supérieure du couvent, que Mlle G... était très exaltée et qu'on ne pouvait la garder plus longtemps dans la communauté. Une de ses sœurs, accourue en hâte, la trouva en pleine agitation maniaque, vociférant, déchirant ses vêtements, ne reconnaissant personne et en proie à des hallucinations de l'ouïe et de la vue de nature terrifiante.

Le 2 mai 1881, Mlle G... entra au pensionnat de Ville-Evrard dans le service du Dr E. de Lamaëstre, directeur médecin en chef. La malade nous arrive dans un état d'anxiété extrême. Elle pousse des cris, des gémissements, supplie qu'on ne lui fasse rien, qu'on la laisse partir, jurant qu'elle est innocente, qu'elle est bonne républicaine, etc. État fébrile très marqué (l'agitation de la malade ne nous permet pas de prendre la température et de compter les pulsations), langue sèche, herpès labial. — Nous faisons enlever la camisole que la famille avait été obligée de lui mettre pour l'amener, et la malade est placée dans une cellule. Agitation intense; Mlle G... met ses vêtements en lambeaux, ne reste pas une minute à la même place. Elle a refusé toute nourriture depuis deux jours; on parvient à lui faire prendre quelques gorgées de lait.

Le 3. — Même état. Grande anxiété, pleurs, protestations d'innocence. Potion calmante qu'on ne peut parvenir à faire prendre à la malade. Un peu de lait et de bouillon. Le soir injection hypodermique de un centigramme de morphine.

Le 4. — Nuit très agitée. Même état. Introduction dans l'estomac, au moyen de la sonde œsophagienne, d'une solution de 40 grammes de sulfate de magnésie. Selles abondantes dans l'après-midi. Vers le soir, la malade prend quelques cuillerées de bouillon. A huit heures et demie, l'agitation croissant, on fait à la malade une injection hypodermique de 2 centig. de morphine. A dix heures, nous sommes appelé auprès de Mlle G... que nous trouvons dans le coma. Les yeux sont convulsés, le nez pincé, la bouche entr'ouverte, les extrémités froides et cyanosées. Quatre inspirations par minute, cœur imperceptible, pupilles punctiformes. Nous apprenons que la malade est restée agitée pendant quelques instants après l'injection de morphine, qu'elle a eu quelques nausées et quelques vomituritions (elle n'avait presque rien pris dans la journée), après quoi elle s'était endormie ; ce n'est qu'à dix heures que la veilleuse trouvant cette tranquillité subite assez insolite, était entrée dans sa cellule. Sinapismes, frictions énergiques sur tout le corps, électrisation des muscles inspirateurs, café alcoolisé à l'intérieur. Ce n'est que vers six heures du matin que la malade revient à elle. On la tient éveillée jusqu'à la visite.

Le 5. — La malade est assoupie ; elle dort paisiblement toute la journée. Le soir, l'agitation reprend avec la même intensité que la veille.

Les 6, 7 et 8. — L'agitation continue, mais la malade s'affaiblit progressivement, elle ne peut garder aucun aliment, même liquide. Injections alimentaires au moyen de la sonde œsophagienne (lait, bouillon, œufs, potion de Todd, vin de quinquina). Tout est rejeté quelques secondes après l'injection, quelque précaution qu'on ait prise de donner ces aliments presque glacés et par petites quantités. État fébrile continu ; mêmes paroles incohérentes.

Le 9. — Même état. Le matin : T. 38°,6. Le soir : T. 39,5. — P. 100. — La malade est faible, elle a beaucoup maigri. Lavement alimentaire composé de : lait 589 grammes, pepsine un gramme.

Le 10. — Même état. Les premières voies digestives sont recouvertes d'un enduit épais d'une odeur fétide, elles sont dans un tel état de sécheresse que les mouvements de déglutition sont impossibles. Lavages fréquents de la bouche et de l'arrière-gorge avec une solution de chlorate de potasse (6 grammes pour 150 grammes d'eau). Injection dans l'estomac d'une solution identique qui est vomie immédiatement. Les vomissements sont verdâtres. Le matin : 38°,2. — P. 96. Le soir : T. 39°. — P. 100. Lavements alimentaires.

Le 11. — Même état général. La malade tousse un peu. A l'auscultation, on trouve quelques râles sibilants et ronflants disséminés dans les deux poumons. La respiration est rude dans la fosse sus-épineuse gauche. Les vomissements verdâtres continuent. La malade ne peut rien prendre, elle est dans un état de faiblesse extrême. La vie ne se manifeste plus que par un marmottement presque continuel dans lequel on surprend quelques phrases se rapportant à son délire. Le matin : T. 38° — P. 100. Le soir : T. 39°5. — P. 116. Le pouls est filiforme. Lavements alimentaires pepsinés.

Le 12. — Voyant que la malade allait succomber, et en présence de l'état saburral des voies digestives et des caractères du liquide vomi (acidité, couleur verte), nous résolûmes, en désespoir de cause, d'essayer des lavages de l'estomac, avec l'appareil Faucher, le seul que nous eussions sous la main.

Nous pratiquons le premier lavage à quatre heures du soir avec l'aide de notre collègue M. Sauton. L'opération est difficile et longue, parce que la malade se débat autant que sa faiblesse le lui permet et essaie de mordre. Nous sommes obligés de la faire maintenir par plusieurs filles de service, d'écarter les mâchoires à l'aide de morceaux de liège assez volumineux et d'aller conduire l'extrémité du tube jusque dans l'arrière-gorge. Le liquide introduit dans l'estomac (3 grammes de sel de Vichy dans un litre d'eau), nous revient fortement coloré en vert et rempli de débris épithéliaux et de mucus.

Nous laissons reposer la malade que cette lutte a épuisée, jusqu'à huit heures du soir ; puis second lavage dans les mêmes conditions, suivi immédiatement d'une injection dans l'estomac de 500 grammes de lait additionné d'une potion de Todd de 60 grammes, et d'un gramme de pepsine. Il n'y a pas de vomissements. C'est la première fois depuis sept jours qu'une aussi grande quantité de liquide peut être gardée par l'estomac. Le lavage de la bouche est continué (chlorate de potasse, 20 grammes ; eau 500 grammes). Le matin : T. 38°. — P. 100. Le soir : T. 39°8. — P. 120. Un lavement alimentaire pepsiné.

Le 13. — Trois lavages. Celui du matin et celui du soir sont suivis chacun d'une injection de 600 grammes de lait pepsiné. Pas de vomissements. Dans la journée un lavement alimentaire : bouillon 500 grammes, vin de quinquina 60 grammes, pepsine un gramme. Le matin : T. 37°,8. — P. 90. Le soir : T. 38°,2. — P. 90.

Les 14 et 15. — Trois lavages suivis d'injections alimentaires. On délaye un œuf dans le lait. Pas de vomissements. Les forces semblent revenir un peu. La malade est un peu oppressée le 14. A l'auscultation, on entend de gros râles de bronchite dans les deux poumons. On applique 12 ventouses sèches, la malade est soulagée. 14, matin : T. 37°8. — P. 90. Le soir : T. 38°. — P. 90. 15, matin : T. 37°2. — P. 80. Le soir : T. 37°. — P. 90.

Le 16. La malade a pu prendre deux tasses de lait. Deux lavages seulement suivis d'injections alimentaires. La malade se trouve beaucoup mieux, le facies est bon, la bouche est propre, la langue humide et rouge, l'haleine moins fétide. Température normale.

Le 17. — Deux lavages. On ne fait plus d'injections alimentaires, la malade prend toute seule du chocolat, du lait, des œufs frais. Vin de quinquina.

Les 18 et 19. — Deux lavages, même alimentation. La malade peut s'asseoir dans son lit, mais il est impossible de lui faire prononcer un mot. Elle paraît triste et indifférente, et ne sort de son apathie que pour résister de toutes ses forces à l'opération du lavage.

Le 20. — Un lavage. Le liquide alcalin revient de l'estomac limpide et incolore. La malade mange un peu de poulet et se lève une heure.

Le 22. — On cesse les lavages. La malade est en pleine convalescence. Elle mange avec appétit, dort bien, mais ne répond que par monosyllabes et à voix basse aux questions qu'on lui pose. Elle paraît recevoir avec plaisir les visites de sa famille.

Le 2 juin. A la visite du matin, la malade sort de son mutisme pour demander à retourner dans sa famille. Sa santé générale est excellente, mais il subsiste toujours un certain degré de mélancolie.

Le 15. — La malade est rendue à sa famille, qui la réclame avec instance. L'état mental ne s'est pas amélioré d'une façon sensible.

Le 18 février 1882. Nous recevons des nouvelles de Mlle G... Il n'y a pas eu de rechute et sa santé, au dire de sa famille, est aussi satisfaisante que possible.

Réflexions. — Cette observation fort remarquable, montre nettement l'utilité des lavages de l'estomac. Du reste, M. Mabit le disait lui-même à la fin de son observation : « La question des lavages de l'estomac chez les aliénés, mérite d'attirer l'attention des médecins aliénistes et d'être mise sérieusement à l'étude. » Et il ajoutait : « que cette pratique prendra incessamment une grande place dans le traitement des aliénés sitiophobes. »

OBSERVATIONS INÉDITES.

Observation I.

Paralysie générale. — Sitiophobie. — Lavages de l'estomac.

P... (Clémence), femme B..., journalière, âgée de 30 ans, née à Daigny (Ardennes), entre à la Clinique le 12 juin 1885 ; elle en sort, dans les premiers jours de septembre, pour être transférée à l'asile de Montauban.

Antécédents de famille. — Grand-père maternel : paralytique général. Grand'mère maternelle : en bonne santé, a toutes ses facultés.

Les grands parents, du côté paternel, sont faibles d'esprit.

Le père est mort, à 40 ans, d'une affection de poitrine.

La mère, âgée de 50 ans, se porte bien.

La malade est mariée depuis douze ans; elle a eu quatre enfants, dont l'aîné seul vit encore. Il y a environ quatre ans, son mari lui communique la syphilis; peu de temps après elle devient enceinte et l'enfant, venu à terme, meurt âgé de 18 mois. Son mari lui a fait subir de mauvais traitements et l'a chassée quatre fois du domicile conjugal. Au mois de décembre 1884, elle quitte son mari et va habiter chez une de ses parentes. Celle-ci ne l'avait pas vue depuis quinze ans environ; aussi, en la voyant très amaigrie, elle pensa « que sa parente ne mangeait pas et se livrait à la boisson. » Mais bientôt elle s'aperçut qu'il n'en était rien. Elle remarqua qu'au moment où les règles devaient venir, Clémence P... était très excitée et que cet état durait de quatre à cinq jours.

Un médecin fut consulté trois mois après; il conseilla de conduire la malade à Sainte-Anne. On hésita; trois mois se passèrent encore, mais, au moment où devaient paraître les règles, l'agitation devint beaucoup plus marquée; la malade pleurait, criait, riait, lançait des objets par la fenêtre; ne prenait pas la peine d'aller aux cabinets, déposait ses ordures sur un torchon dans la cuisine, pliait le torchon et remettait le tout dans le buffet, quelquefois même dans sa poche. Elle mangeait énormément et gloutonnement. En présence de cet état, sa parente la conduisit chez un médecin qui conseilla de la faire entrer sans retard dans une maison d'aliénés.

Elle entre à Sainte-Anne, le 12 juin 1885, venant de la préfecture avec un certificat de M. le Dr Legrand du Saulle, ainsi rédigé :

« Paralysie générale. Affaiblissement intellectuel. Diminution marquée de la mémoire. Idées confuses. Propos incohérents. Embarras de la parole. Incapacité de se diriger et de travailler. Idées incohérentes. »

Le certificat immédiat, rédigé par M. le Dr Gilson, médecin de Sainte-Anne, porte :

« Accroc dans la parole. Inégalité pupillaire. Affaiblissement intellectuel. »

Le 13. — La malade a été agitée pendant toute la nuit; on a été obligé de lui mettre la camisole de force.

Les 14 et 15. — Même agitation. Propos incohérents. « On lui en veut, on veut l'empoisonner. »

Le 16. — L'agitation est extrême; elle crie, pleure et se débat autant que la camisole le lui permet.

Le 17. — Etant moins agitée on lui retire la camisole, mais elle commence à avoir une répulsion profonde pour tous les aliments. Elle prétend que l'on met de « *la* poison dans tout » (*sic*), qu'on veut la faire mourir, etc.

Le 18 juin. Sitiophobie complète; elle se sauve aussitôt qu'on s'approche d'elle.

Le 19. — Même état. La langue est couverte d'un enduit saburral. L'haleine est très fétide.

Le 20. — En présence de cette sitiophobie, nous nous décidons à essayer du lavage de l'estomac; nous faisons coucher la malade sur un lit et maintenir par quatre infirmières; elle se débat, nous crache à la figure, renverse les infirmières; on est forcé de lui mettre la camisole et de l'attacher sur le lit. L'introduction du tube de Faucher est absolument impossible à cause de la résistance qu'oppose la malade. Nous nous adressons alors à la voie nasale et, à l'aide de notre tube, nous lui introduisons, assez difficilement, 1 litre d'eau contenant 2 grammes de bicarbonate de soude. Le liquide revient coloré en jaune verdâtre, contenant des débris épithéliaux et répandant une odeur infecte. Nous introduisons successivement 4 litres d'eau bicarbonatée, que nous faisons ressortir aussitôt; le quatrième litre revient à peu près clair. Nous la gavons ensuite avec un litre de lait, contenant des œufs et de la poudre de viande. La malade ne vomit pas.

Le 21. — Nuit très agitée. Cris, pleurs, hallucinations de l'odorat; la malade prétend qu'on lui fait respirer des matières fécales. Deux lavages. Gavage.

Le 22. — Deux lavages, suivis de gavage.

Le 23. — Il est impossible de faire passer la sonde. Agitation extrême.

Le 24. — La sonde passe très difficilement, mais enfin on arrive à lui faire un lavage et à lui introduire un demi-litre de lait.

Le 25. — Nuit très agitée. La malade est plus calme à la visite. Deux lavages et gavage.

Le 26. — Moins d'agitation. Lavage matin et soir. La malade prend seule un bol de lait.

Le 27. — Elle prend du lait et du bouillon et mange

volontiers jusqu'au 1er juillet; à ce moment la sitiophobie et l'agitation reparaissent.

Ces accidents sont de nouveau combattus par le lavage et le gavage; le 1er août, la sitiophobie cesse complètement jusqu'au 1er septembre, date à laquelle la malade quitte le service pour être transférée à l'asile de Montauban. L'état mental ne s'est pas amélioré.

Réflexions. — Nous avons parlé, dans le corps de notre travail, de ces malades chez lesquels surviennent des craintes d'empoisonnement reconnaissant, pour origine, un état morbide de la muqueuse stomacale; nous avons montré que cette circonstance pouvait être le point de départ du refus des aliments. La malade dont nous venons de relater l'observation était incontestablement un exemple de cette variété de sitiophobie, et c'est à ce titre qu'il nous a paru intéressant de donner ici son observation.

Observation II.

Sitiophobie intermittente chez une hystérique. — Crises incessantes. — Vomissements. — Lavage de l'estomac. — Guérison.

C..., Adèle, domestique, 18 ans, entre dans le service de M. le professeur Ball, à l'asile Sainte-Anne, le 27 mai 1885, venant de l'hôpital Laennec. Elle arrive avec le certificat suivant :

« *Folie hystérique.* »

(Professeur Ball.)

Le certificat immédiat est libellé ainsi :

« Attaques hystériques convulsives. Troubles « mentaux consécutifs. Propos incohérents. »

(Dr H. Gilson.)

D'après les renseignements que la malade nous donne elle-même elle se serait bien portée jusqu'au 23 mai, et n'aurait jamais présenté d'accidents nerveux. Ceux-ci se sont développés brusquement à cette date, à la suite d'une vive terreur motivée par la morsure d'un chien qui s'est jeté sur elle dans la rue. Aussitôt rentrée, étant très vivement impressionnée par la crainte que le chien ne fût enragé, elle fut prise brusquement, et pour la première fois, d'une crise hystérique des plus intenses qui dura jusqu'au lendemain. Elle avait à peine repris ses sens qu'une nouvelle crise, aussi violente que la précédente, s'empara d'elle à nouveau.

C'est alors qu'elle se présenta dans le service de M. le professeur Ball, à l'hôpital Laennec, où elle fut admise. Là, elle ne tarda pas à présenter encore de nouvelles attaques, qui motivèrent son envoi dans le service de la Clinique à l'asile Sainte-Anne.

Du 27 mai au 27 juin, la malade a une série d'attaques ne laissant entre elles qu'un jour au plus d'intervalle. Elle a quelquefois jusqu'à dix attaques par jour. Ces attaques ont absolument le caractère des grandes attaques hystériques. Il est tout à fait impossible, quoi qu'on fasse, de modifier le nombre et l'intensité des crises. C'est alors qu'on juge à propos de la camisoler et de la fixer sur un lit avec une infirmière en permanence près d'elle, pour la surveiller.

Simultanément on lui injecte chaque jour sous la peau 6 centigrammes de chlorhydrate de morphine.

A partir de ce moment, les attaques sont moins nombreuses; elles ont une tendance manifeste à s'espacer et à durer moins longtemps.

26 juillet. — Les attaques ont complètement disparu; mais en revanche, la malade est prise d'une sitiophobie des plus rebelles, accompagnée de vomissements, de fétidité de l'haleine et d'enduit saburral de la langue. Il est absolument impossible de lui faire absorber aucune nourriture, même du lait.

Le 27. — Même état; la malade ne veut rien prendre. Nous pratiquons le lavage de l'estomac avec l'aide de notre excellent ami, le Dr Doyen, interne du service. Nous nous servons du tube de Faucher; nous faisons deux lavages par jour, un le matin, un le soir; chaque fois, nous faisons passer dans l'estomac 4 litres d'eau contenant 2 grammes de bi-carbonate de soude par litre. Après chaque lavage, et toujours à l'aide du tube de Faucher, nous gavons la malade avec un litre de lait, 2 œufs et de la poudre de viande. Nous la pesons le 28 juillet; son poids est de 49 kilogrammes.

Le 30. — La malade n'a pas eu d'attaque depuis quelques jours. Elle se plaint de douleurs dans la région stomacale. Le lavage et le gavage sont continués.

6 août. — La malade a eu 15 attaques. Pas de vomissements. Nous lui lavons l'estomac, après quoi, elle consent à boire 1 verre de lait.

Le 7. — Pas d'attaques. Lavage. Hier, dans la soirée, elle n'a rien voulu prendre, et nous sommes obligé de recommencer le gavage. (Lait, œufs et poudre de viande.)

Le 26. — Le lavage de l'estomac a été fait régulièrement, chaque jour, jusqu'à aujourd'hui ; maintenant, la malade mange seule, la langue est bonne, l'haleine est fraîche ; elle n'a pas eu d'attaque depuis le 6 août. Nous la pesons : elle pèse 51 kilogrammes ; elle a donc gagné 2 kilogrammes en un mois.

Cet état satisfaisant se maintient jusqu'au 20 septembre ; à ce moment, elle refuse de nouveau les aliments, et, de nouveau, elle a de 2 à 15 attaques par jour ; nous lui lavons l'estomac et la gavons de nouveau matin et soir ; mais, cette fois, la sitiophobie est beaucoup moins longue et persistante : elle ne dure que dix jours, jusqu'au 1er octobre. Depuis cette dernière date, la jeune Adèle C... n'a plus présenté d'accidents sitiophobiques, et elle n'a eu qu'une attaque en 25 jours.

Réflexions. — Voici donc une malade qui a présenté des manifestations hystériques très accentuées, à différentes reprises ; qui, de plus, a présenté concomitament des accès de sitiophobie ayant marché parallèlement avec les manifestations convulsives. Or, ainsi qu'on l'a vu, il a suffi, chaque fois, de quelques lavages de l'estomac pour que la malade recommençât à manger comme par le passé.

Observation III.

Sitiophobie chez un alcoolique. — Guérison.

Le nommé B... (Jean-Baptiste), âgé de 58 ans, entre à la Clinique, le 1er juillet 1885. Le certificat qui l'accompagne, et qui est signé par M. Legrand du Saule, est ainsi conçu : « Excitation maniaque d'origine alcoolique. Propos incohérents. Agitation. Tremblement des mains. »

L'état d'excitation dans lequel nous trouvons le malade, le lendemain de son arrivée, à la visite du matin, justifie parfaitement le diagnostic du médecin de la Préfecture. Dès son entrée à Saint-Anne, il a dû être mis en cellule, et même camisolé à la suite d'une agression dont il s'était rendu coupable vis-à-vis d'un gardien.

L'agitation continue pendant huit jours avec autant d'intensité qu'au début ; le malade ne cesse d'interpeller des personnages imaginaires, vociférant sans cesse, frappant, toute la journée et toute la nuit, contre les parois et contre la porte de sa cellule.

La figure est rouge et congestionnée, les conjonctives présentent des suffusions sanguines ; les mains sont agitées par un tremblement très accentué, lorsqu'on les dégage de la camisole, et qu'on les fait étendre au malade. Si on continue à observer celui-ci quelques instants, on ne tarde pas à le voir se baisser pour ramasser « des bêtes » qu'il aperçoit sur le sol.

Nous ajouterons que le pouls est rapide, la peau chaude, et que la langue est saburrale. L'ensemble de ce tableau est suffisamment caractéristique pour qu'il n'y ait aucun doute sur la nature du délire.

Au bout de quelques jours, l'agitation commence à diminuer progressivement ; le délire est moins vif pendant le jour, et ne devient un peu actif qu'avec la nuit. Puis, successivement, les nuits à leur tour sont meilleures, et le malade peut prendre quelque repos. Mais, en même temps, à l'agitation succède une dépression de plus en plus profonde ; ce malade qui, il y a à peine quelques jours, ne cessait de s'agiter et de crier constamment, reste maintenant immobile pendant des journées entières, sans qu'il soit possible de lui arracher une parole, quelque insistance qu'on y mette.

Simultanément, on constate un ralentissement très marqué du pouls, et une teinte cyanosique des extrémités. Également, à cette époque, survient un autre symptôme, nous voulons parler d'une sitiophobie complète, dont aucun effort ne peut triompher. C'est alors que nous songeons au lavage de l'estomac. Dès le début, le malade n'oppose aucune résistance à cette opération et s'y prête de bonne grâce. Cette circonstance nous permet d'avoir recours au tube de Faucher, dont l'introduction, comme toujours, est un peu pénible les trois ou quatre premières fois, mais ne tarde pas à devenir très facile.

C'est le 9 juillet, que nous commençons à soumettre notre malade à ce régime ; il est ainsi lavé régulièrement matin et soir, puis ensuite gavé avec un litre de lait additionné d'œufs et de poudre de viande.

Nous ajouterons, qu'à chaque séance, nous faisons passer dans l'estomac 10 litres d'eau, contenant 2 grammes de bicarbonate de soude par litre.

Pendant les huit premiers jours, nous devons introduire le tube nous-même, puis ensuite le malade se fait lui-même, chaque jour, cette petite opération. Dès le *dixième* lavage, il commence à demander à manger; nous cessons alors le gavage, mais le lavage est continué avec cinq litres d'eau seulement.

A partir de cette époque, la marche vers la guérison est rapide, et s'accentue chaque jour. L'appétit revient progressivement, et, en même temps, l'état général s'améliore, les troubles psychiques suivent, d'ailleurs, une marche parallèle ; les hallucinations ont totalement disparu, le sommeil a reparu, les idées sont à peu près nettes.

Enfin, le 1er août, la guérison étant complète, les lavages sont suspendus, et le malade commence à travailler aux ateliers. Depuis, la guérison s'est maintenue; aujourd'hui, 15 août, nous venons de le voir; il continue à aller de mieux en mieux.

Observation IV.

Manie aiguë d'origine alcoolique. — Sitiophobie passagère.

Le nommé L... (Gustave), terrassier, âgé de 34 ans, entre à l'asile Sainte-Anne, service de la Clinique, le 31 août 1885. Le certificat immédiat est ainsi conçu :

« Manie aiguë d'origine alcoolique. Agitation très « grande. Propos incohérents. Idées confuses de gran « deur. Hallucinations. Pupilles inégales. »

« Dr Gilson. »

Il est absolument impossible à ce moment de recueillir aucun renseignement du malade; comme, d'ailleurs, il n'est pas visité, le diagnostic ne peut être fait que par les symptômes objectifs qui se présentent à nous ; mais hâtons-nous de dire qu'ils sont suffisamment nets pour qu'il n'y ait aucun doute sur la nature de la maladie, et pour justifier le certificat ci-dessus. Voici en effet ce que nous observons le lendemain de l'entrée de L... dans le service : Il est en cellule; on a dû lui mettre un maillot et la camisole dès son arrivée pour éviter qu'il ne se dévêtisse complètement. L'infirmier raconte que toute la nuit il n'a cessé de vociférer et de frapper avec ses pieds contre la porte et les murs. A la visite du matin, l'agitation n'est pas moins vive; il tient des discours sans suite que l'on ne peut comprendre, mais au milieu desquels, cependant, on peut saisir, de temps à autre, quelques paroles, quelques membres de phrase se rapportant à son métier. Parfois il lève les yeux au plafond, il s'adresse à des personnages qu'il croit y reconnaître ; il se met tout à coup à crier « à l'assassin ! »; son visage exprime la terreur; il lutte avec des ennemis qui l'attaquent de toutes parts.

Les signes physiques ne sont pas moins caractéristiques. Après lui avoir fait dégager les bras de la camisole, nous constatons que les mains sont agitées d'un tremblement très manifeste. La langue est un peu sèche et tremble lorsqu'elle est tirée hors de la bouche. Enfin, le pouls est rapide et la peau chaude (il est impossible de prendre la température sans risquer de blesser le malade).

Tel était l'état de L... le 22 août. Pendant les deux ou trois jours qui suivent il n'y a guère de modification bien sensible ; puis l'agitation devient un peu moins grande, le malade répond un peu mieux aux questions qu'on lui adresse, et les hallucinations, moins vives et moins fréquentes pendant la journée, ne se manifestent guère, avec quelque intensité, que dans l'obscurité.

L'amélioration fait ainsi chaque jour des progrès, et le 8 septembre, le malade est très calme. Les nuits sont assez bonnes depuis deux jours ; dans la journée il est possible de lui laisser les mains libres, sans craindre aucune violence de sa part.

Le lendemain, 9 septembre, à la visite, l'agitation n'a pas reparu, mais en revanche, nous constatons un état de dépression très accentué : le malade est assis sur une chaise qu'il n'a pas quittée depuis son lever ; la tête baissée et les yeux fixés sur le sol, il reste absolument immobile, sans qu'on puisse lui arracher une parole. Les extrémités sont froides, le pouls est ralenti, la langue est chargée d'un enduit saburral très épais et l'haleine est d'une fétidité repoussante.

Au déjeuner, il refuse avec persistance les aliments qu'on lui présente et nous devons recourir à la sonde œsophagienne pour le nourrir.

Dès le lendemain nous commençons le lavage de l'estomac. Cette opération doit être pratiquée par la voie nasale à l'aide de l'appareil que nous avons décrit dans notre troisième chapitre, le malade se refusant à accepter le tube de Faucher. De cette façon on lui fait passer, chaque matin, environ 5 litres de liquide dans l'estomac. Le liquide que nous employons est une solution de résorcine, à raison de 5 grammes par litre. Nous ajouterons que chaque lavage est suivi d'un gavage avec un litre de lait, œufs et poudre de viande.

Après quelques jours de ce régime, la sonde nasale est remplacée par le tube de Faucher, que le malade consent à se laisser introduire. A partir de cette époque, l'amélioration fait des progrès rapides ; la dépression disparaît peu à peu, les idées deviennent plus nettes et les réponses plus sensées.

Le 25 septembre, c'est-à-dire 15 jours après le début du traitement par le lavage, le malade commence à manger seul ; on cesse alors le gavage ; mais le lavage est continué chaque matin.

D'ailleurs, l'état mental est complètement amélioré ; les forces renaissent, et le malade s'occupe un peu dans la journée à aider les imprimeurs.

Huit jours après, l'appétit étant tout à fait revenu, le lavage est supprimé à son tour, et aujourd'hui la guérison est complète.

Réflexions. — Voici donc un alcoolique qui, après avoir présenté un accès de délire très intense et très actif, est ensuite brusquement tombé dans un état de dépression mélancolique profonde, avec sitiophobie complète ; or, nous avons vu qu'il a suffi de quinze jours de traitement par le lavage de l'estomac pour obtenir la guérison radicale de cette dernière. Nous ajouterons que, de son côté, l'état mental s'est rapidement amélioré sous l'influence de ce traitement, puisque huit jours après le début de celui-ci, le délire avait déjà presque totalement disparu.

Observation V.

Mélancolie avec sitiophobie. — Lavage de l'estomac par le tube nasal.

Le nommé L... (Jean), entre à Sainte-Anne, service de la Clinique, le 30 mars 1883.

D'après les renseignements fournis par sa femme, il ne semble pas avoir d'antécédents héréditaires. Celle-ci raconte qu'il est malade depuis 1870, époque à laquelle il dut quitter Metz, où il habitait. Les accidents mélancoliques ont commencé presque aussitôt après ; il se plaignait de violents maux de tête dont la fréquence et l'intensité ne tardèrent pas à frapper son entourage. Il était devenu sombre et taciturne, négligeant son travail et en proie à des préoccupations pénibles. Dès cette époque on vit apparaître, par intervalles, des accidents sitiophobiques, et c'est ainsi qu'il restait quelquefois pendant deux ou trois jours sans vouloir prendre aucune nourriture. La maladie ne fit que progresser jusqu'en 1875, époque à laquelle on dut le faire entrer à Sainte-Anne, d'où il sortit, quelques mois après, amélioré, mais non guéri.

Rentré dans sa famille son état reste stationnaire. Parfois le délire présente quelques légères recrudescences, mais elles ne sont pas assez intenses, ni d'assez longue durée, pour que ses parents se décident à le faire enfermer. Il en est ainsi jusqu'au mois de mars 1883, quand un jour il enferme sa femme et ses enfants avec lui dans l'appartement, et les force à manger une soupe faite par lui, avec des épluchures de légumes recueillies dans les ordures. C'est à la suite de cette circonstance qu'il est de nouveau interné.

A son entrée, il est dans un état de dépression mélancolique très accentué, au milieu duquel on saisit quelques idées vagues de persécution. Il présente, en outre, un phénomène assez fréquent chez ces sortes de malades et qui dénote un état grave : nous voulons parler d'un mutisme presque complet, avec aphonie presque totale lorsqu'on arrive par hasard à lui arracher quelques paroles. Les extrémités sont froides et violacées, le pouls est affaibli et ralenti.

L... reste dans le même état jusqu'au 15 juillet 1883; il est toujours dominé par les idées mélancoliques, puis il refuse toute nourriture, et est nourri à la sonde œsophagienne jusqu'au mois de décembre de la même année.

A ce moment il mange seul pendant quatre mois, puis de nouveau refuse les aliments, et est nourri à la sonde jusqu'au mois de juin 1885, par conséquent pendant plus d'un an. C'est à cette époque que nous avons l'idée de lui laver l'estomac, chaque matin, avec 10 litres d'eau contenant 2 grammes de bicarbonate de soude par litre. Après le lavage, nous le gavons avec 1 litre de lait, additionné de poudre de viande. Le 10 août 1885, au bout de deux mois environ de ce traitement, L... se décide à boire seul du lait et à manger un peu de pain. Néanmoins, nous continuons chaque matin le lavage, mais nous supprimons le gavage. A partir du 10 septembre, il mange avec assez d'appétit; du reste, il a augmenté de poids : le 15 juin, il pesait 55 kilog., et le 10 septembre, il pèse 56 kilog.

Depuis que nous avons cessé le traitement, la sitiophobie n'a pas reparu. L'état général s'est d'ailleurs maintenu relativement assez bon; l'état mental s'est sensiblement amélioré. Le malade est toujours mélancolique, mais il répond plus volontiers aux questions qu'on lui adresse.

Réflexions. — Cette observation nous semble intéressante au point de vue qui nous occupe.

Ce malade refusait les aliments depuis plus d'une année; on a été obligé de le nourrir artificiellement depuis le mois de décembre 1883 jusqu'au mois de juin 1885. Or, il a suffi de deux mois de lavage, pour constater une amélioration notable des accidents sitiophobiques, et de moins de trois mois pour les voir disparaître définitivement.

Nous dirons que chez lui tous les lavages ont été faits par la voie nasale, à l'aide du procédé indiqué précédemment.

Observation VI.

Paralysie générale à forme mélancolique. — Sitiophobie intermittente. — Lavage de l'estomac et gavage.

Le nommé L.. (Simon), typographe, âgé de 34 ans, entre à l'asile Sainte-Anne, le 25 juillet 1884.

Le certificat immédiat, signé de M. le Dr Magnan, est ainsi conçu :

« Paralysie générale avec idées de satisfaction. Pré» occupations hypocondriaques. Excitation passagère. » Légère hésitation de la parole. Pupille gauche plus » large. »

Jusqu'au commencement de juillet 1885, L... ne présente rien de particulier à signaler. L'évolution de la maladie se fait lentement, et l'état mélancolique continue à être le fait prédominant. C'est à cette époque que notre attention est attirée vers ce malade.

Déjà, depuis quelques jours, il avait commencé à manger moins volontiers, et ce n'était qu'à grand'peine qu'on parvenait à le décider à prendre un peu de nourriture. A partir du 10 juillet, il devient complètement sitiophobe, malgré tous les efforts auxquels on a recours pour le convaincre. Dans ces conditions, il est soumis à la sonde œsophagienne jusqu'au 15 juillet, époque à laquelle nous eûmes l'occasion de l'examiner en détail pour la première fois.

Le malade présente l'aspect des *mélancoliques ordinaires*; constamment isolé dans un coin, il ne se mêle jamais à ses camarades; il ne parle jamais spontanément, et c'est seulement en le pressant de questions qu'on parvient à lui arracher quelques mots. D'ailleurs son attitude est empreinte de la plus grande tristesse, et la lenteur exagérée de sa démarche révèle, au premier abord, l'état de dépression considérable dans lequel il est plongé. L'examen physique n'est pas moins caractéristique ; les mains sont cyanosées et froides au toucher, le pouls est lent et bat moins fort que normalement sous le doigt qui l'explore. Enfin (et c'est un point très important au point de vue qui nous occupe), la langue est chargée d'un enduit saburral très épais, et l'haleine est d'une fétidité repoussante. Tel était l'état de notre malade quand nous commençâmes le lavage de l'estomac.

Ce lavage fut pratiqué régulièrement chaque matin à l'aide du tube de Faucher (le sujet se prêtant de très bonne grâce à cette opération), et nous lui fîmes passer ainsi, tous les jours, dans l'estomac, par ce procédé, cinq ou six litres d'une solution de *résorcine*, contenant cinq grammes par litre. Chaque lavage était suivi de l'introduction d'un litre de lait additionné de poudre de viande et d'œufs.

Nous continuons ce régime jusqu'au 3 août ; à cette époque, le malade mangeant seul, nous cessons le lavage. Mais, malheureusement, la guérison des accidents sitiophobiques n'est pas de longue durée, et, le 17 août, ils reparaissent avec la même ténacité que par le passé et avec le même cortège de symptômes gastriques.

Nous reprenons alors le traitement par le lavage et le gavage, et nous le continuons jusqu'au 8 septembre, époque à laquelle survient une seconde intermission qui, cette fois, se prolonge jusqu'au 31 octobre. A cette date, pour la troisième fois, le malade refuse de manger ; nous reprenons aussitôt le même traitement que précédemment ; au bout de 10 jours seulement, le malade est guéri de sa sitiophobie, et aujourd'hui, 20 novembre, il n'y a pas encore eu de rechute. L'appétit est excellent, et l'état général se maintient très bien.

Réflexions. — Cette observation ne nous semble pas moins propre que les précédentes à démontrer l'influence favorable exercée par le lavage sur les accidents sitiophobiques dont a été atteint ce malade. En effet, on voit, après chaque période de traitement, ces accidents avoir une durée moins longue, et, inversement, les intermissions se prolonger de plus en plus. Ainsi, tandis qu'après les premiers lavages, nous avons vu la guérison ne se maintenir que quatorze jours, après les derniers lavages, nous la voyons se maintenir pendant plus d'un mois, et tout permet d'espérer que cet état de choses durera encore longtemps. Par contre il a fallu de dix-huit à vingt jours de traitement, les deux premières fois, pour obtenir la guérison, tandis que dix jours seulement ont suffi la dernière fois.

Observation VII.

Paralysie générale. — Sitiophobie. — Lavage de l'estomac.

A... (Francisca), femme C..., âgée de 36 ans, entre à la Clinique le 22 novembre 1884.

Antécédents. — Père mort d'une pleurésie. Mère, décédée presque subitement d'une affection dont il n'est pas possible de préciser la nature. Nous ne pouvons obtenir de renseignements sur ses grands-parents.

Elle a un frère et deux sœurs (dont une religieuse). Tous les trois sont bien portants.

A son entrée, on constate un affaiblissement des facultés intellectuelles et de la mémoire, accompagné d'idées de satisfaction et de richesse; elle se dit princesse et croit posséder des millions; hésitation manifeste de la parole.

Mariée, une première fois, à 19 ans, en 1869, son mari lui communique la syphilis; quelque temps après, elle fait une fausse couche de 6 mois. Son mari meurt en 1871; elle quitte alors la ville de Caen, où elle habitait, et vient à Paris.

En 1875, elle se remarie et s'établit modiste; ses affaires vont mal, et elle est très tourmentée. Au mois de novembre 1875, elle met au monde une petite fille, après un accouchement très laborieux, qui nécessite l'application du forceps. Cette petite fille meurt en 1879.

La mort de sa fille la rend très fantasque; elle pleure et rit facilement.

En 1881, elle a un phlegmon à la main, et est soignée par M. le Dr Tillaux.

En 1882, elle a de l'exophtalmie, du strabisme et de la diplopie; M. le Dr Piéchaud, consulté et constatant la syphilis, institue le traitement spécifique, (frictions mercurielles et iodure de potassium).

En 1883, elle perd la mémoire, non des faits actuels, mais des faits passés; simultanément apparaît l'embarras de la parole; son caractère devient de plus en plus bizarre; elle perd une partie de sa clientèle; elle veut vendre sa maison; elle croit la vendre 30,000 fr., puis ensuite 100,000 francs.

La perte de la mémoire s'accentue, et, il survient des accès de somnolence.

Peu de temps après, au mois de novembre 1883, elle a un désir immodéré de liqueurs; elle boit plusieurs verres de vin pur à chaque repas; elle boit de l'alcool en grande quantité; elle a un grand appétit.

Elle fait des dépenses exagérées, et emprunte 200 fr. à sa bonne.

Les troubles intellectuels ne font que s'aggraver progressivement, et la malade tombe en état de démence complète.

Telle est sa situation quand elle entre à la clinique de l'asile Sainte-Anne. Elle passe ses journées avec un bandeau sur les yeux, et faisant sans cesse de grands gestes. Toutes ses paroles sont incohérentes. L'embonpoint est un peu exagéré; l'appétit se maintient excellent jusqu'au commencement du mois de juin 1885. A cette époque, elle commence, d'abord, à refuser les aliments pendant quelques jours, d'une façon intermittente, puis la sitiophobie devient complète; du reste, nous constatons un état gastrique manifeste; la langue est couverte d'un enduit saburral très épais, l'haleine exhale une odeur fétide; le pouls est un peu accéléré; il y a une certaine élévation de la température (38°). Nous songeons alors à lui laver l'estomac.

Après avoir vainement essayé de pratiquer le cathétérisme œsophagien par le nez, nous y renonçons, étant donné l'étroitesse des fosses nasales de la malade. Dans ces conditions, nous avons recours à la voie buccale, en introduisant dans la bouche un spéculum de Cusco (1), dont les valves maintenues écartées permettent l'introduction d'un tube de Faucher; c'est ainsi que, matin et soir, nous lavons l'estomac de cette femme avec une solution de bicarbonate de soude, à raison de 2 grammes par litre d'eau. Nous la gavons ensuite avec lait, œufs et poudre de viande,

Notons, en passsant, que, du 10 au 25 août, la malade a de la rétention d'urine, et que, deux fois par jour, on est obligé de la sonder; chaque fois on retire un peu plus d'un demi-litre d'urine très chargée, mais ne contenant ni sucre ni albumine.

Cet état sitiophobique dure jusqu'au 25 septembre, en présentant, de temps à autre, quelques rémissions. Puis, progressivement, la malade commence à prendre du lait d'abord, ensuite quelques aliments solides, et enfin elle mange comme par le passé.

La malade quitte le service à la fin de novembre, pour être transférée à l'asile de Ville-Evrard; la sitiophobie n'a pas reparu.

Réflexions. — Voici donc une malade chez laquelle les accidents sitiophobiques ont revêtu une intensité très grande, au début surtout. Il est absolument certain que si, à l'exemple du Dr F. Siemens (2), on s'était borné à parlementer avec la malade et à essayer de la

(1) Moyen proposé par M. le Dr Gilson, et dont nous avons déjà parlé dans le cours de notre travail (chapitre I).

(2) Voir notre Chapitre premier.

persuader, elle n'aurait pas tardé à succomber ; tandis que, sous l'influence du lavage suivi du gavage, l'état général s'est amélioré de jour en jour, la sensation de la faim est revenue peu à peu, la malade a d'abord mangé d'une façon intermittente, puis, à la fin du traitement, elle réclamait elle-même la nourriture.

CONCLUSIONS.

1° La sitiophobie est un symptôme que l'on peut rencontrer dans un grand nombre d'affections psychiques.

2° Ce symptôme est le plus souvent causé par un état morbide des voies digestives.

3° Nous voudrions voir le lavage de l'estomac prendre une place plus grande dans la thérapeutique de la sitiophobie, car nous sommes intimement convaincu qu'il y aurait quelque fruit à retirer de ce moyen de traitement dans un grand nombre de circonstances.

INDEX BIBLIOGRAPHIQUE

BACKUS (Ogden). — In « The American Journal of Insanity ». Vol. XLI. Janvier 1885, n° 3.

BAILLARGER (J.). — Recherches sur l'anatomie, la physiologie et la pathologie du système nerveux. Paris, 1847.

BAILLARGER. — Discussion sur l'alimentation forcée des aliénés. In Annales médico-psychologiques. 7 septembre 1874.

BALL (Professeur). — Leçons sur les maladies mentales. Paris, 1883.

BALL (Professeur). — In l'Encéphale. Mars-avril 1883, n° 2.

CALMEIL. — De la folie. T. II.

CERA (W.-L.). — Sull'alimentazione forzata dei folli Sitofobi. In Resoc. Acad. med. chir. di Napoli. 1883. T. XXXVII.

CHRISTIAN (J.). — Étude sur la mélancolie. Des troubles de la sensibilité générale chez les mélancoliques. Paris, 1876.

DAGONET. — Traité des maladies mentales. Paris, 1876.

DOWSE. — Anorexia nervosa. In « The medical Press and Circular ». 1881. T. II.

ESQUIROL. — Traité pratique des maladies mentales. T. I.

ESTIENNE (H.). — Thesaurus græcæ linguæ. T. II. Paris, Firmin Didot frères, 1848-1854, p. 289-298.

FALRET. — Leçons cliniques de médecine mentale.

FARABEUF. — Thèse inaugurale. 1871.

GUISLAIN. — Leçons sur les phrénopathies. T. II (2e édition). 1880.

GULL (William). — In « The British medical Journal ». Novembre, 1873.

HARRINGTON (J.). — In « The London Lancet ». Octobre 1884.

LASÈGUE. — Anorexie hystérique. In Archives générales de médecine. 1873. 6e série, t. XXI.

LITTRÉ. — In Dictionnaire de la langue française. T. IV, p. 1957.

LITTRÉ et ROBIN. — In Dictionnaire de médecine. 2e volume, p. 1425.

MABIT. — In l'Encéphale. Juin 1882, n° 2.

MARCÉ. — Traité des maladies mentales. 1862.

MARCÉ. — Thèse d'agrégation.

MAUSDLEY. — Pathologie de l'esprit. Traduit par le Dr Germont.

MICHÉA. — Traité de l'hypochondrie. Paris, 1845.

MOREUW. — Thèse de Paris. 1880.

OLBEKE. — Zur Frage der Behandberg der Nahrungsverweigerung, Allgemeine Zeit-Schrift für Psychiatria. 1885.

PINEL (Ph.). — Traité médico-philosophique de l'aliénation mentale. 2e édition, p. 141, § 147.

RÉGIS. — Manuel de médecine mentale. 1885.

Revue des Sciences médicales. 1878. T. XII et XIV.

RITTI. — Article Sitiophobie. In Dictionn. du Dr Dechambre. T. XVII.

RIVA. — In Rivista sperimentale di freniatria e di medicina legale. 1882, fasc. I, II. L'alimentazione negli alienati Sitofobi, pel Dott. Gaetano Riva.

SEGLAS (J.). — Note sur un cas de mélancolie anxieuse. In Archives de Neurologie. Paris, 1884. VIII.

SIEMENS (F.). — Contribution au refus d'aliments chez les aliénés. In Archiv. für Psychiatria. XIV-3 et XV-1.

Paris. — Typ. A. PARENT, A. DAVY, succr, imp. de la Faculté de médecine
52, rue Madame et rue Corneille, 3.

Gull (William). — In « The British medical Journal », Octobre 1873.

[illegible] (J.). — In « The London Lancet », Octobre 1884.

Lasègue. — Anorexie hystérique. In Archives générales de médecine, 1873, 6e série, t. XXI.

Littré. — In Dictionnaire de la langue française, T. IV, p. 1057.

Littré et Robin. — In Dictionnaire de médecine, 2e volume, p. 1425.

Marie. — In l'Encéphale, Juin 1882, n° 3.

Marcé. — Traité des maladies mentales, 1862.

Mairet. — Thèse d'agrégation.

Maudsley. — Pathologie de l'esprit. Traduit par le Dr Germont.

Michéa. — Traité de l'hypochondrie. Paris, 1845.

Mordret. — Thèse de Paris, 1880.

Oebeke. — Zur Frage der Behandlung der Nahrungsverweigerung. Allgemeine Zeitschrift für Psychiatrie, 1884.

Pinel (Ph.). — Traité médico-philosophique de l'aliénation mentale, 2e édition, p. 141, § 147.

Régis. — Manuel de médecine mentale, 1885.

Revue des Sciences médicales, 1878, T. XII et XIV.

Ritti. — Article Sitiophobie. In Diction. du Dr Dechambre. T. XVII.

Riva. — In Rivista sperimentale di freniatria e di medicina legale, 1882, fasc. I. II. L'alimentazione negli alienati Sitofobi, pel Dott. Gaetano Riva.

Séglas (J.). — Note sur un cas de mélancolie anxieuse. In Archives de Neurologie. Paris, 1884, VIII.

Siemens (F.). — Contribution au refus d'aliments chez les aliénés. In Archiv. für Psychiatrie. XIV-3 et XV-1.

Paris. — Typ. A. [illegible]

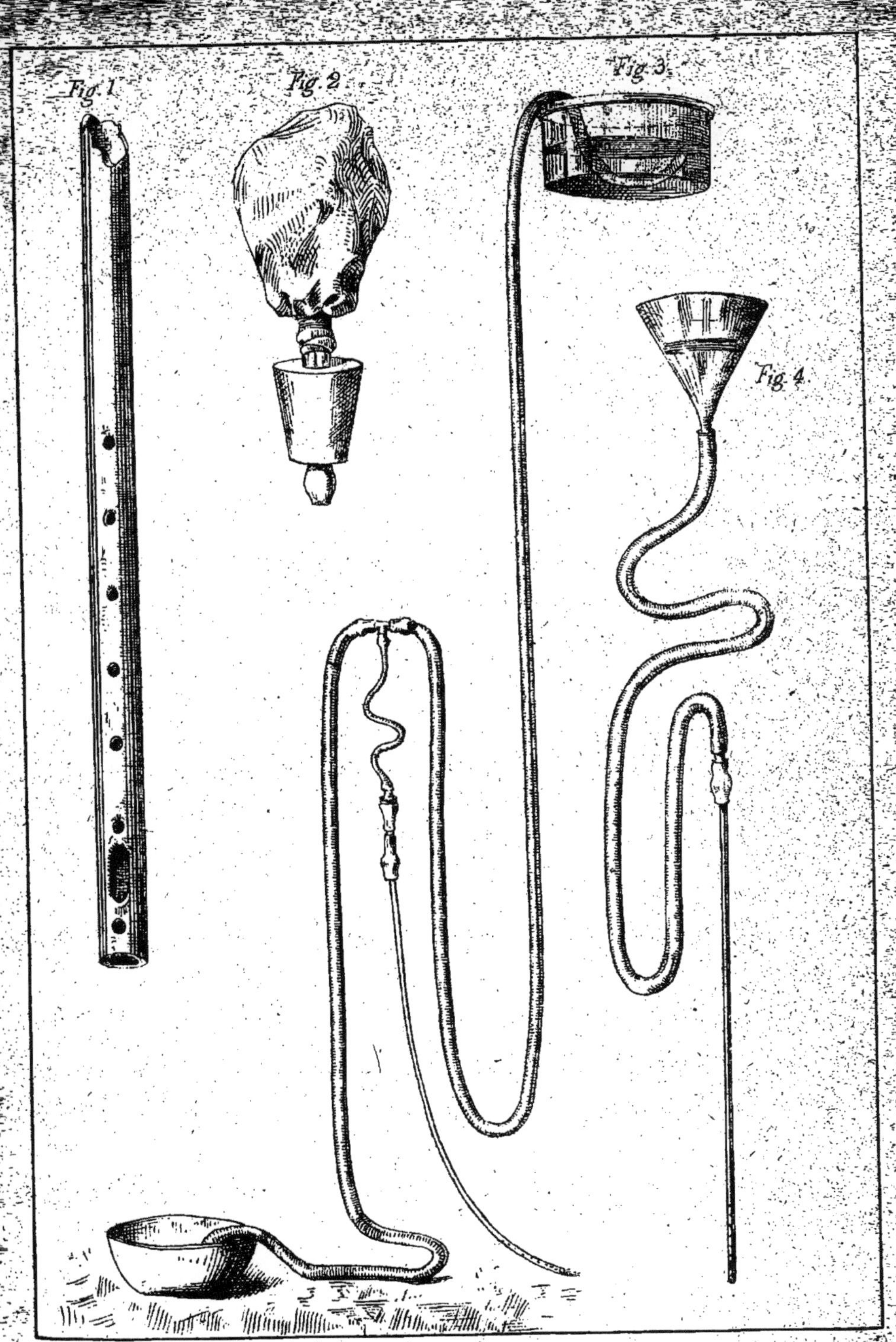
Fig. 1
Fig. 2
Fig. 3
Fig. 4

www.ingramcontent.com/pod-product-compliance
Ingram Content Group UK Ltd.
Pitfield, Milton Keynes, MK11 3LW, UK
UKHW021208220726
13924UKWH00003B/1406

9 782019 971939